U0133832

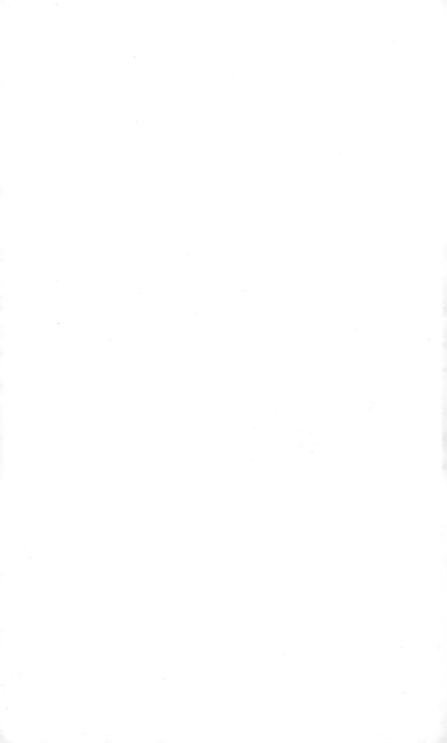

生命的 最后一公里

关于死亡

我们知道什么

我们能做什么

我们该如何面对

〔德〕吉安·波拉西奥 著　悟实 译

生活·读书·新知 三联书店

图书在版编目（CIP）数据

生命的最后一公里：关于死亡，我们知道什么，我
们能做什么，我们该如何面对 /（德）吉安·波拉西奥著；
悟实译. —北京：生活·读书·新知三联书店，2024.2
ISBN 978-7-108-07714-1

Ⅰ.①生…　Ⅱ.①吉…②悟…　Ⅲ.①临终关怀学
Ⅳ.① R48

中国国家版本馆 CIP 数据核字 (2023) 第 169432 号

责任编辑　李静韬
装帧设计　薛　宇
责任校对　陈　明
责任印制　宋　家
出版发行　生活·讀書·新知 三联书店
　　　　　（北京市东城区美术馆东街 22 号　100010）
网　　址　www.sdxjpc.com
经　　销　新华书店
印　　刷　北京隆昌伟业印刷有限公司
版　　次　2024 年 2 月北京第 1 版
　　　　　2024 年 2 月北京第 1 次印刷
开　　本　850 毫米 × 1168 毫米　1/32　印张 6.375
字　　数　112 千字
印　　数　0,001 - 5,000 册
定　　价　56.00 元

（印装查询：01064002715；邮购查询：01084010542）

目 录

原版前言

写作这本书的主要推动力，来自那些参加我的讲座的听众。在听完关于死亡这一话题的报告后，他们总是询问，刚刚听到的那些颇有帮助的内容，是不是也能在某本书中深入阅读。听众中有一些人亲历过朋友或亲人的死亡，他们告诉我说：回头去看，他们很希望能够早点对这些内容有所了解，有所反思。

另一个推动力，来自一个能反复观察到的现象：许多人在面对死亡时变得极其不理性，这包括那些受过良好教育、非常聪明的人，他们甚至比其他人有过之而无不及。如果这出现在濒临死亡者及其家属身上，也许尚可理喻，但是，那些在职业工作中面对生命终结的人，尤其是医生，在面对死亡时也变得不理性。这本书中的许多个案，都再清楚不过地展示出这一现象。这种非理性行为的原因是什么？答案几乎总是：恐惧。

当人们激烈地讨论生命终末期时，没有明确说出来的核心要点是"恐惧"；当医生与患者谈到威胁生命的疾病时，"恐惧"就悬浮在屋子里，没人说出口，经常被不经意地一带而过。对于那些关于死亡的交流、在死亡进程中进行的交流而言，它是最大的障碍；恐惧（以及那些有待改进的对生命终末期的患者的医疗、照护能力）是形成错误的决定、导致死亡的过程充满痛苦的主要原因。

尽管关于这一主题有大量研究资料，但我们仍然可以看到，我们的社会还充满对死亡的禁忌，而这些禁忌都与一种根本性的恐惧连在一起，即自我会在死亡中消失。此外，人们普遍还有一种具体的恐惧，害怕死亡的过程充满折磨和痛苦，那些延长生命的医学手段让死亡过程无必要地延展，而患者本人无法自行决定。

本书的目标在于把人们对死亡的恐惧减少一些，尤其是对于痛苦的死亡过程的恐惧。吊诡的是，在许多人身上，那些对于痛苦和失去控制的恐惧又因为这类预期而变成现实。一旦恐惧主宰了人的行为，人们害怕的那些事情便在一定程度上真正出现了。这是因为恐惧扭曲了人的认知，规避了信息，阻碍了对话。如果一个人要为自己的生命终末期做充分准备，那么就需要注意到三个具有核心意义的先决条件：认知、信息、对话。我们医护人员有幸能照护和陪伴一些人走完生命的最后一段，并从他们身上认识到：面对死亡有备而行，就是对生活最好的准备。

G. D. 波拉西奥
慕尼黑和洛桑，2011 年 8 月

德文口袋本前言

没有人会想到，这本小书会有这么多读者。显然，对于与死亡相关的信息，我们的社会有很大需求，人们也越来越愿意直面"生命终末期"这一问题。从读者们写给我的信中，也可以看出这种趋向。他们当中有年事已高的人、重病患者、护理病人的家属以及来自医疗卫生健康领域的同事。

我最大的愿望依然是，但愿这本书能够把人们对于死亡的恐惧水平——在我们这里，人们对死亡的恐惧仍然处于高位——再降低几毫米，让人们能更容易地谈及生命终末期的话题，身处生命终末期时也能就死亡问题顺畅地与相关人员沟通。感谢读者、患者、同事们、朋友们，尤其是我的家人，他们每天都在以不同的方式给予我支持。他们让我保有希望，我们的卫生健康体系为人们在生命终末期（以及其他领域）

提供的服务，在未来会得到根本性改善，而我也会继续努力为此尽绵薄之力。

G. D. 波拉西奥
慕尼黑和洛桑，2013 年 9 月

第一章 关于死亡，我们知道什么？

不可思议，除出生之外，任何一个活人都无法躲开的生理事件便是死亡。然而，这个领域在很大程度上并未得到深入研究。关于出生，我们知道很多。数以十万计的出版物以及几千种教科书，都在讨论一个人在出生之前以及降生期间的各种情形。从卵子受精，到受精卵发育成有生命力的胎儿，这中间每一步的全部细节，胚胎学都进行了研究。在某种程度上我们甚至知道，哪个基因片段在何时以及以何种方式影响哪一阶段的胚胎。但是，关于死亡，我们知道什么呢？在这一点上，大多数问题尚未得到回答。让我们从最重要的问题开始。

为什么我们会死亡？

这个问题并不像乍看起来那样俗不可耐。毕竟，科学家们已经成功地通过基因操纵，使得低等生物体（如特定藻类）的生物性寿命似乎可以无限延长下去。生物体由单个细胞组成，而单个细胞的预期寿命是由染色体末端的特定部分（所谓的"端粒"）来决定的——自从这些知识为人所知以后，无限延长生命就变得可能了。研究生物演化的学者们[1]认为，有限寿命在生物学上的意义在于，让基因材料传递实现最优化。按照"自私的基因"这一假说，所有生物都只是生物学装置，其目标在于让自身的基因材料最大限度地传递、增加和混合。如果将这一假设再推进一步，就会得出这样的观点：每一个生物体在尽可能多的产出后代、让后代存活下来并照顾到后代进入育龄期之后，该生物体在生物演化意义上的作用就已经穷尽。从此以后，该生物体只会是自身后代在获取食物上的竞争者，对于基因扩散没有可见的益处。因此，为有利于自身的物种，该生物体应该尽快终结个体的存在。

人类在生殖行为和社会行为上的表现，不再与演化论的理论相符，这是显而易见的。近年来讨论死亡问题时出现的一些观点，比如那些要求实行"为社会所能接受的提早死亡"的说法，在生物演化理论中找到养料并不难。在这个日益按照"弱肉强食"规则（在演化论中，

---

[1] 为阅读方便，本书在涉及不确定人物主体时，通常采用了指称男性的语法形式。但是，所指内容当然包含女性在内。

这一规则早已为人所知）来进行资源分配的世界上，这些观点包含着危险。

幸运的是，人类在其文化史上也形成了与生物演化以及经济学策略对立的，对生命和死亡在文化上、道德上和宗教上的另外一些阐释。对此进行细致入微的描述超出了本书的范围，但关于其中的几个问题，我会在后面几章中谈及。

细胞凋亡

如果我们在生理学教科书中搜索关键词"死亡"，是能够找到一些的——不过，只会涉及单个细胞、肌体组织的死亡，最多还有器官的死亡。细胞死亡被研究得最为透彻，因为它恰好在胚胎发育中扮演核心角色。这就是所谓的"细胞凋亡"（Apoptose）：在器官生长与分化过程中，新细胞会过量形成，它们彼此竞争有限的生长因子，那些得不到生长因子的细胞会死掉。但是，事情并不这么简单：它们定期地启动自杀基因，为整体的利益而主动自杀。这种自杀方式，对生物体的危害最小，通过细胞内爆，阻止细胞物质释放带来的潜在危害，使得特定的免疫细胞（所谓的"身体的垃圾清理工"）在清理细胞残余时变得容易。正是得益于这一过程，高度复杂的胚胎发育过程通常都会进行得非常顺利。也正因如此，婴儿在出生时几乎总是肢体齐全、各种器官和神经细胞俱备——每个婴儿都如同一个小奇迹。

有了这些认识，那句耳熟能详的古代箴言"我们活在死亡的包围中"（*Media vita in mortesumus*）就有了一种出乎意料的含义。死亡不光从我们出生之时就伴随着我们，甚至在此之前已经开始；死亡甚至是我们得以出生的不可或缺的前提，它让我们成为可以存活下来的生物体。在我们活着期间，细胞凋亡在生物体的生理运行中也扮演着重要的角色，尤其是在免疫系统当中。特定的白细胞（所谓的"T淋巴细胞"）的任务是，认出受病毒感染或者发生变异（引发癌症）的体细胞，并通过引发自身的细胞凋亡程序而消灭它们。在白细胞的成熟过程中，那些针对自身肌体组织的细胞，也同样会由细胞凋亡来清除。这并非无关紧要，因为一旦这方面有失误，人体就会出现很严重的自免疫疾病。比如，多发性硬化症或类风湿性关节炎，可能就是自免疫系统失灵的结果。

器官死亡

器官的一部分甚至整个器官可能会死亡，而作为整体的人不一定会因此死亡，对此我们已经有充分了解。器官死亡的原因通常为供血不足，比如出现心梗，或者脑梗，或者突发外伤，如脾脏破裂。在紧急情况下，我们可以放弃脾脏，但是无法放弃心脏和大脑。因此，作为整体的生物体要想继续存活下来，心脏和大脑只可以部分受损。

肢体也可以死去，用截肢的手段移除后，也并不一定会导致死亡。许多动物物种能够修复遭到毁坏的器官，甚至重新长出整个肢体，即重新发育。随着进化过程中单一器官的专门化、复杂性日益增加，这种能力越来越受限制。人体也存在这种能力，比如肝脏就有很强的修复能力，皮肤一直都在自我更新。而最新研究发现，甚至大脑在受损后借助于所谓的"神经干细胞"，也能在一定程度上自我修复。生与死的交替进行一直伴随着我们，从受精卵到停尸床。

有机体的整体死亡

在这个问题上，我们所知最少。证据之一便是，大多数死亡证明上登记的直接死亡原因都是"心血管衰竭"。心血管衰竭，即心脏和血液循环终止，这在大多数情况下并非死亡的原因，而仅仅是一个可见的标志而已。但是，是什么真正引起了整个生物体的死亡呢？死亡到底是在什么时间才出现的？关于这些问题，几乎还没有任何研究。这类研究会是非常有帮助的，因为总有一些患者的死亡进程让医生感到意外，正如我们在下面这些医案中所见的那样。

海茵茨·F.，73岁，患有肺癌，并且在肝脏、骨骼、皮肤和大脑中发现肿瘤转移。他的肾脏功能几乎衰竭，有腹水以及肺积水，血象化验的数值也非常糟糕。若按照教科书上给出的参考数值范围，他早已无法存活下去。他消瘦到体重只有40千克，人工输送营养也无法改变这种情况。他已经拒绝人工输送营养，也拒绝做透析以及所有延长生命的措施。他只求一死，别无所愿。即便医生用吗啡成功地缓解了他的呼吸窘迫症状，他仍然只求速死。但是，他的愿望没能实现。他每天都问医生病程的最新进展，什么时候他才能"走到那一步"。他没有提请死亡帮助，但再清楚不过的是，他因为活着而感到痛苦不堪。他已经跟家人告别，也没有什么在他看来的"未竟之事"。尽管如此，直到两个星期之后，他才终于能够死去——两个星期！连最有经验的医生也认为，在生理学意义上这原本已经是不可能的。

马蒂尔德·W.，85岁，患有乳腺癌并有骨转移。她的止痛药剂量需要调整，于是被送到安宁疗护病房。医生给出的预估是，在疼痛状况好转之后，她会被安排出院回家度过几个月，还能有很好的生活质量。在第三天晚上（当时，她的疼痛已经大为好转），她对夜班护士说："今天晚上我会死去。"护士大为惊异，因为没有任何死亡迹象，按计划周末她就可以出院回家。护士试着去安抚她，但她根本没有显得不安，而是心情非常放松地坚持自己的看法。果然，在凌晨4点，她在睡眠中离世。

几乎所有的医生都遇到过这类患者：化验单上显示的数据表明，患者身体的多个关乎性命的功能已经衰竭，按照临床上的判断，死亡本应早已发生在这些患者身上，他们却还能活很长时间。另一方面，也有一些人，或者年事已高，或者患有重病，或者二者兼而有之，但患者的主治医生和护理者都认为，患者还没有处于濒死进程当中，此时患者却"出乎意料"地死亡了，甚至通过遗体解剖也无法找到一个令人信服的理由。如何解释这种现象呢？

我们可以肯定的是，人不会突然死亡，而是各器官以不同的速度、在不同的时间点上功能减弱，而后完全停止。在死亡阶段，在大多数人身上，可以观察到一个所谓的"循环中心化"现象：为了让内脏和大脑得到充分的血液供应，离心脏远的身体部位得到的血液供应会较少。这会造成血压下降，尤其是肾脏功能会因此人受损害。真正的死亡意味着，身体重要器官之间的协调活动崩塌了。这些协调活动的作用在于给大脑提供糖和氧，崩塌的外在表现是：不再有心脏和呼吸活动。

从根本上说，单一的重要器官的功能衰竭会导致死亡。这包括心脏、肺、肝脏、肾脏和大脑。所有导致死亡的过程，都是因为这些器官中的一个或者多个受到直接或者间接损害而引发的。也可以说，存在 5 个生理学上的主要死亡类别：心血管死、肺死、肝脏死、肾脏死和脑死。

心血管死　问及人们希望怎样死去时，大多数人说：快速而且无痛，最好是心脏骤停的"秒死"。其实，在"心血管死"的个案中，只有很小一部分可以归类为这种"秒死"，更何况这种死亡方式也有弊端（本书后面会详谈）。绝大多数心血管功能衰竭致死的情况，其原因都是慢性心衰，尤其是吸烟和糖尿病会易于导致慢性心衰。

对这种死亡方式，我们所知甚少。不过，最新的研究表明，心脏病患者的很多临终症状与癌症患者是相似的。疼痛和呼吸窘迫是最大的问题，此外还有因为心脏衰弱而造成的极度疲乏感。不少患者认为疲乏是最折磨人的症状，而且并不容易缓解。

肺死　呼吸窘迫症状在这里明显占据首位，肺功能恶化的速度决定了症状严重的程度。当呼吸窘迫快速发生时，有必要采用大剂量药物，与呼吸窘迫同时出现的恐惧感会给患者带来极大困扰。慢性呼吸衰弱的患者，大多数会在睡眠中平静离世，因为患者的身体对血液中较高的二氧化碳水平已经习惯，他们会在某个时刻平静地进入所谓的二氧化碳麻醉状态。

肝脏死　当肝脏由于某些原因（比如肿瘤转移）而不再能承担为身体排毒的功能之后，含毒素的代谢物就会在血液中堆积起来，比如氨和胆红素（这造成了肝病患者皮肤和眼睛发黄这类典型症状）。这种物质对大脑具有抑制作用，于是患者进入一种衰竭状态，随后进入所谓的肝昏迷状态，一般来说会由此平静地死亡。然而，在进入肝昏迷状态之前，也可能出现神志不清和狂躁的阶段，这需要予以特定的治疗（见第四章第二节）。

肾脏死　肾脏也具有为身体解毒这一重要功能，此外还负责维护生物体内适当的离子（钠、钾、钙等）浓度，这是维持生命必不可少的。如果患者体内离子平衡发生紊乱，会导致患者神志不清、抽搐，也会导致心律失常，直至心脏骤停。除这些症状之外，肾脏死患者会进入最终昏迷，情形与肝脏死亡患者类似。

脑死（Gehirntod）　这里我有意没有使用"脑死亡"（Hirntod）这个词，因为对普通公众而言，"脑死亡"概念主要是与器官移植讨论连在一起的（见下一节）。首先，脑死是指由于大脑损伤而引起的死亡。这里又有两种情况：一种是由于脑内压力增加（如出血、中风后脑组织肿胀、癌细胞转移），在狭窄的颅腔内一部分脑组织受到挤压，这使得大脑功能停止运行，从而导致死亡（所谓的"受挤"）。这种死亡类型，其进程相对快，患者会很快失去意识，不过可能会伴有抽搐或者疼痛。第二种日益常见的情形是，患者有失智症或者其他神经退行性疾病，大脑失能的进程在长达若干年的时间逐步行进，最终大脑会无法执行诸如进食和吞咽这样的重要功能。由于死亡进程缓慢，如果没有受到不必要的医学介入打扰，一般来说患者会平静地死亡（见第六章）。

两种或者更多上述情形的组合，是大多数死亡的原因所在。比如，在患者已经重度失智的情况下感染肺炎而导致的死亡。记住这一点对我们会有帮助：从根本上说，所有的死亡进程，肯定都基于一个或多个重要器官受到损害。

脑死亡就是人的死亡吗？

关于脑死亡（Hirntod）的讨论是一个很好的例子，我们可以从中看到，在涉及生命终末期这一问题时，非理性恐惧普遍存在于我们的社会当中。对于这些有相当大认知难度的问题，医生和科学家们并不总能给大众提供充分而适当的解释，以便成功地减轻人们的恐惧。

目前，脑死亡的概念主要服务于为移植而摘取器官这一目的。首先，摘取器官并移植到他人身上，这一做法只有在伦理和法律都允许的特定状态下方可实施。其次，最好借助人工手段维持基本的人体功能（呼吸和血液循环）运行，直到移植医生团队到达现场——否则，几分钟之内，那些目标器官就不再可用。

脑死亡的标准能满足这些前提。脑死亡的时刻，不是全部身体功能都不可逆转地消失的那个时刻：借助于现代的重症监护医学手段，脑死亡患者的基础身体功能在某些情况下甚至能够维持几个星期。然而，划定的脑死亡时间点意味着：从那一刻起，生物体的完整性已经不可逆转地不复存在了——生物体的完整性，至少需要具备脑干功能。这意味着，从这一时间点起，虽然不同器官借助于人工支持还能有不同长度的"寿命"，但是，作为完整生物单元的全生物体的死亡，在这一时间点上已经不可挽回。比如，脑死亡患者由于没有脑控制，在撤掉呼吸机以及循环系统支持之后，全部关乎性命的身体功能会马上崩溃。在这一点上，脑死亡患者与处于植物人状态的患者有所不同。

有些人对脑死亡难以接受，问题不在于理性层面，而是在直觉－心理层面（这也不容低估），这与生命终末期中许多情形一样。接受一个皮肤红润、有体温、像是熟睡一样的人实际上已经"死去"，这会非常困难。这种心理学上的障碍，单纯地用符合理性的论点是难以突破的，每一个跟死者家属谈过器官移植事宜的医生都知道这一点。对于亲属的悲伤和绝望，我们必须首先接受并尊重；而后才可以小心翼翼地提醒家属，捐献器官或许会是患者本人的意愿：如果在这种情境下能够询问患者本人的话，他会同意摘除器官吗？在这个时间点上，在法律意义和医学意义上，患者本人已经死亡。但是，这并不意味着他的愿望就无关紧要。不然的话，谁都不需要立遗嘱或者填写器官捐献卡了。回到患者本人的意愿，这能帮助家属解除负担，在生命终末期其他的代理决定也都如此（见第八章）。医疗保险公司对全体公民进行的器官捐献意愿调查表明，随着 2012 年通过的新器官移植法律，越来越多的人会在生前表明自己的意愿，由亲属来决定是否捐献死者器官的情况在将来会大大减少，这是颇令人感到欣慰的。

出生与死亡作为平行事件

出生与死亡有许多令人吃惊的平行之处。只有这两件事，是所有的人、所有的生物都要经历的。大自然已然为这两桩生理事件保驾护航，要让它们尽可能地顺利无虞。在大多数情况下，受医生介入的干扰越少，它们就进行得越顺畅。但是，现代医学对它们的介入则越来越频繁、越来越粗暴，在某种程度上也可以说，越来越画蛇添足，多此一举。

出生

人们早就知道，怀孕和分娩过程中那些复杂的生物学程序多多少少是自然而然地进行着的。近些年来，关于胚胎发育的分子生物学细节得到越来越多的研究。从显微镜下的一个小小受精卵，发育成一个高度复杂的人类生物体，这些不可思议的生物学进程被研究得再精确不过了。关于出生，我们也同样知道很多：它是由特定种类的荷尔蒙来控制的，为了"启动"已经迟到的分娩，可以人为地添加这类荷尔蒙。在常规情况下，出生会精确地按照天然的步骤来进行，这样母亲和婴儿存活概率才最大。经验丰富的助产士都知道，常规上他们得尽量少介入，以便分娩能顺利进行。只有在少数情形下，医生的介入才有必要。在荷兰，超过半数的产妇在家中、在没有医生在场的情况下分娩，那里的婴儿死亡率要比在意大利低，而意大利是欧洲剖宫产比率最高的国家。

毫无疑问，在某些情况下——比如，胎位不正、母亲有基础病等——医生介入分娩过程是必要的。所幸的是，只有在极少数情形下（比如早产或者多胞胎，如今多胞胎的出现主要是由于人工生殖技术的实施），才需要动用早产儿病房和重症病房的高科技仪器来保证母婴的存活和健康。在母婴护理方面，过去若干年里有重大进步。很多时候，出生时体重不足 500 克的婴儿也能健康地存活下来。

可惜的是，在20世纪的最后几十年里，人们对自然分娩产生出某种不信任的倾向，这导致了将怀孕和分娩日益医学化。虽然在原则上没有人会否认孕期检查的用处，但是否有必要像在德国那样频繁地进行检查，已经变得越来越有争议了。并不罕见的情形是，偶发事件也会让未来的父母们感到不安。产科医生经常推荐的剖宫产，导致自然分娩被日益排挤出去。最近几年人们才开始重新看到自然分娩的价值，那些由助产士开设的分娩院越来越多，这一成就很好地显示了人们对自然分娩的认可。

死亡

在死亡一事上，也同样有着生物学上的进程。然而，直到现在，我们才开始慢慢了解它，或者说重新发现它。值得一提的是，在国际疾病分类与诊断标准（ICD-10）中并没有"自然死亡"一项。一个人的死亡，似乎必须是某种疾病的结果。从前所谓的某人因为年老力衰而死，这在现代医学中是不存在的。这也难怪医生觉得自己有必要对患者的死亡过程一直进行干预：他们不知道存在自然死亡，不知道可以对此有所准备、识别出来、予以陪伴，尤其是不要进行无必要的干扰（见第六章和第七章）——在医生的专业教育中，他们从来没有学过这些内容。

绝大多数濒临死亡者（据估计高达 90%）是可以在受过培训的家庭医生及临终关怀助理的陪伴下，顺利地在家中走完最后一步的。我们将会在下文中看到，对大约 10% 的临终患者的照顾需要照护者具有专门的安宁疗护知识，而对其中的绝大多数人而言，安宁疗护知识在家中也可以得到恰如其分的应用。只有 1%—2% 的临终者会有严重的问题，他们只能被安置在专门的安宁疗护病房里，在必要时采用一切现代医学手段，其目标只为减缓患者的痛苦。

可惜的是，在 20 世纪的下半叶，在死亡一事上，也出现了日益医学化的趋势。由于在手术和重症监护方面取得了令人瞠目结舌的成就，医学界弥漫着一种无所不能的感觉。其结果是，死亡被医生视为敌人，出现死亡便是医生的失败，有时候甚至会感觉那是对自己的羞辱。2007 年有一篇对德国最著名的心脏手术专家、慕尼黑大学教授布鲁诺·赖夏特（Bruno Reichart）的采访，标题是"我痛恨死亡"——这个标题已经说明很多问题。[1] 这种态度导致的结果，无论在过去还是现在都一样：对患者及其家属而言，那是些不必要的痛苦；对医生和护理者而言，那是挫败感和筋疲力尽。

正如在出生问题上一样，在死亡问题上人们也开始

---

[1] Hanns-Bruno Kammertöns und Stephan Lebert: Ich hasse den Tod. Interview mit Prof. Bruno Reichart. *Die Zeit*, Nr. 24, 7.6.2007.

对这一错误发展趋势做出反应并进行重新思考，这导致人们"重现发现"自然死亡以及死亡陪伴这项最本原的医生职责（对医生职业的古老定义是"有时治愈，经常缓解，总是安慰"）。[①] 如果说，在生命的一端要"轻柔诞生"的话，几乎所有人都希望自己能"轻柔死亡"。这对人们意味着什么，人们有获得帮助的哪些可能性，如何对此进行准备，这些问题留在下面几章里回答。

濒死体验

一本关于死亡的书，不能无视所谓的"濒死体验"现象。关于这一话题，近年来出现了大量材料和报告。卡尔·古斯塔夫·荣格（Carl Gustav Jung，1875—1961）已经在探究这种"出窍"（außerkörperlich）的体验，他自己就有过这种体验。从那时起，关于这个题目已经有几十本书以及无数文章。作为一名陪伴过许多濒临死亡患者的医生，我必须承认，我的患者们没报告过这类情形。不过，大多数濒死体验发生在事故当中，在重症监护室或者手术室里，而不是在安宁疗护病房。

人们经常会从描述这种情况的报告中看到，在手术进行当中，或者处于其他形式的无意识时，一个人觉得

[①] Payne LM: Guérir quelquefois, Soulager souvent, Consoler toujours. *British Medical Journal* 1967, Bd. 4, S. 47–48.

好像从自己的身体当中挣脱出来，可以从外面观察当时的情形。当事人也能在一定程度上准确地回忆起当时的情形，在场者（比如手术团队）说了什么、做了什么。此外，经常会被提到的是一条隧道，隧道尽头有强光，在光中可以辨认出一些已经去世的亲属或者宗教人物。一般来说，那是一种和平舒适的感觉。许多当事人报告说，他们很不情愿"返回"自己的身体里。

我们无法对这类体验进行客观评说，当事人并没有死掉，否则他们也无法讲述这些体验，这是这类体验的共同之处。能否在神经生理学上对这种现象给出令人信服的解释，至今仍是有争议的问题。不容置疑的是，大多数有过濒死体验的人说，经此之后，他们对死亡的恐惧明显减少，对生活的态度变得更为平静和放松。这就足以让我们有理由积极地将死亡作为一个整体现象来看待，而且，能有助于减少死亡恐惧的事情，都会于人有益。

第二章　生命终末期：愿望与现实

在举办关于生命终末期的讲座时，我很喜欢向观众提出这样的问题：他们希望自己的死亡情形会是怎样的，并请他们在下列可能性中做出选择。

1. 在完全健康的状况下，出现突发的、意外的死亡，如心脏病发作。

2. 因严重的进展性疾病（如癌症）造成的中等速度死亡，时间长达2—3年，有清醒的意识，有最好的疼痛缓解措施以及安宁疗护陪伴。

3. 因失智疾病而造成的缓慢死亡，时间为8—10年，也能得到最好的护理和安宁疗护。

听众只有15秒的时间来做决定——您作为读者可以多用些时间，静静地为自己考虑一下，您会选择哪项以及为什么。如果愿意的话，您也可以把选择的理由写下来，在读到第八章时您会用得上。您也可以猜想一下，多数人是怎样决定的。答案是：大约有四分之三的人选择了第一项（出其不意的猝死）；其余的四分之一几乎全都选择了第二项（意识清醒地在 2—3 年内以中等速度死亡）；只有个别人选择了第三项，因为失智疾病而缓慢死亡。

这很好地向我们展示了生活中固有的愿望与现实之间的鸿沟，甚至在死亡这件事上也依然如此。选项 1 是大多数人所愿的，实际上所占比不到 5%；选项 2 是 50%—60% 的死亡者所实际经历的；选项 3 在未来的占比会达到 30%—40%，这个趋势还在明显上升。

下一个问题涉及自己希望的死亡地点。这几乎可以说是一个不言自明的问题，或许可以这样重新表述：谁不希望在家中死去？所有的问卷调查结果都显示，90% 以上的人希望自己最好能在家中死去，虽然目前只有四分之一的人能够做到这一点，绝大多数的死亡都发生在医院和护理院（见表格 2.1）。

表 2.1　在德国，人们的死亡地点

医院	42%—43%
居家	25%—30%
护理院	15%—25%（上升趋势）
临终关怀站	1%—2%
安宁疗护站	1%—2%
其他地点	2%—5%

资料来源：德国安宁疗护医学协会

接下来，我向观众提出的问题是：根据现有的科学数据，提高在自己家中死去的可能性需要具备哪些因素？我们需要为此做什么？人们条件反射般给出的回答是：许多钱。这个回答很符合现代社会的价值观。但是，正如人所共知的那样，金钱不一定让人幸福，财富也无法确保一个人能在家中死亡。接下来的回答是：好医生。这并不错，但是正如我们以后会看到的那样，首先这方面没有数据（医生们不太愿意被分成好或坏）；其次，个体也很难对这一因素加以影响（有私人医疗保险也不能保证就有好医生）。第三个回答指向正确的方向：家庭和亲属。当被问及"哪一个亲属"时，最多的回答是"配偶"。这听起来很符合逻辑，但是如果仔细看一下，我们会遗憾地发现，大多数濒临死亡者都已经步入高龄，即便他们的配偶仍健在，一般来说也同样年事已高，这并不是居家护理的良好前提。再往下的回答是"子女"，这已经好一些，但是需要更精确："哪个孩子？"此时，尤其是听众中的女士们会回答："女儿们！"没错，正是如此。

这个区别并非微不足道。按照现有的数据，在家里由女儿护理的概率，比由儿子护理的概率高 4 倍。甚至，由儿媳护理的概率都高于儿子护理的概率。可以说，每一个人对生命终末期进行准备时，最重要的措施便是要尽量多有几个女儿，至少要有一个女儿（这不是开玩

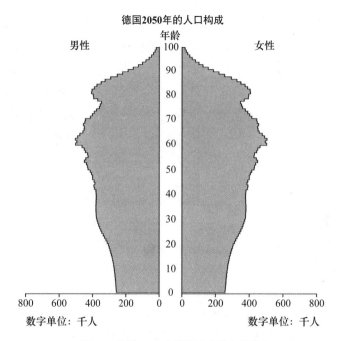

图 2.1　预计 2050 年德国人口的年龄分布

笑）。有儿无女的人，至少在选择儿媳时要好好留心，而且平时一定要和她（们）处好关系。

在生命终末期得到照顾一事上，其中最大的问题我们可以很直观地展示出来：那就是人口变化。图 2.1 显示的是 2050 年德国人口的年龄金字塔。

即便像本书作者这样没有什么几何学天赋的人也会马上看出来，这里的年龄分布缺少底座，与金字塔没有什么共同之处。多年来，德国的出生率一直处于全球最低的水平。[①] 因此，一位人口学家认为，今天40—50岁的这一代人是德国历史上最大的生育失败者。我们所有人都将感受到其后果。

人口学家们还以其带着专业内容的幽默，将未来的年龄分布形式重新命名：他们不再提"金字塔状"，而是说"骨灰罐状"。2050年这个时间点，也是我们当中许多人不得不离开这个图表的"骨灰罐"、进入另一个骨灰罐的时间。回到原来的话题，让我们仔细地看一下关于死亡地点这一问题。

医院

大多数死亡发生在医院里。在可预见的未来，这几乎不会有变化，即便展开了所谓的"专项门诊式安宁疗护服务"（缩写为SAPV，见第三章）。为了能尽量让重病患者在自己家中去世，这一举措向正确的方向迈出了非常重要的一步。跟其他国家相比，德国医院的声誉非常好。从现有的统计数据上看，德国的医疗服务质量在世界上名列前茅（在德国，人们很愿意忘掉这些）。然而，这些统计数

---

① 2007年的一项统计资料表明，德国的出生率为8.33‰，位居倒数第二（全球224个国家和地区中排名第223），只好于中国香港。号称对孩子特别友好的意大利的出生率为8.72‰，排名只比德国高两位。相比之下，法国的出生率为12.15‰，几乎比德国、意大利高出50%，那里的社会估计会有更好的前景（来源：http://www.welt-in-zahlen.de/laendervergleich.phtml?indicator=30）。

字都基于客观的参数，比如婴儿死亡率或者手术后的死亡率，临终者的照护质量没有被考虑进去。[①]

在德国医院里的实际情况是，一个行将死亡的患者还经常被看成一种"运转干扰"，最好能尽快摆脱。在最糟糕的情况下，濒死者被视为"费用负因子"，医院承压巨大，需要把他们安置到别处以节省费用。探视的频度和时长被缩减，死后遗体很快就被运到地下室，不太可能让家属从容地与死者告别，这种情况并不罕见——毕竟，医院需要病床。

幸运的是，现在越来越多的医院正在转变考虑问题的角度，这也得益于安宁疗护机构在增加这一事实。一种新型的告别室文化慢慢地出现了：在告别室里，亲属和朋友们能够充分而得体地与死者告别。这类空间经常被称为"静室"（Räume der Stille），图 2.2 可以看到两个例子。

重症监护室

很大一部分死亡发生在重症监护室里。在这里，以治疗为取向与以死亡陪伴为取向的做法区别非常大。现

---

① 根据英国期刊《经济学人》在 2010 年发表的关于死亡陪伴质量的报告，德国位居世界第 8 位，次于比利时、奥地利和荷兰，但是好于美国和加拿大。英联邦国家英国、澳大利亚和新西兰居前三位（资料来源：www.qualityofdeath.org）。

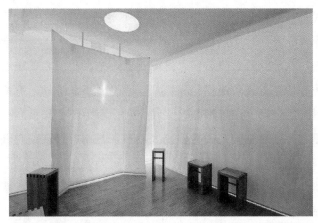

慕尼黑大学医院跨学科安宁疗护中心安宁疗护站的"静室"。空间的安排是非宗派的，可以有不同颜色的灯光。像十字架这类宗教性象征可以根据使用者的愿望，用光线投射到墙上

（整体设计：Barbara Eble-Graebener, Tübingen）

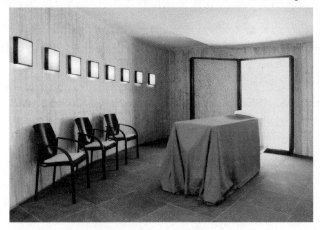

法兰克福赫斯特（Höchst）城市医院中的"静室"

（设计：Madeleine Dietz, Landau）

图 2.2　德国医院中的告别室

代重症监护医学所取得的进步，挽救了很多人的性命。尽管如此，对大多数人来说，想象自己会死在重症监护室，足以让人心生恐惧。值得注意的是，在回答"自己所愿的死亡地点是哪里"这一问题时，给出"重症监护室"这一回答的人都是重症监护医生。尽管看起来有些矛盾，但在重症监护室死去，并非只有不利的一面，也的确是事实。这里的医学照护和疼痛缓解的手段非常好，还有一点，重症室的医生会毫不犹豫地使用吗啡和其他强力镇痛药。然而，大多数重症监护室的空间设置并不适合死亡陪伴。此外，重症监护医生因为缺少相关的培训，也不能敏锐地断定从哪个时间点开始，一切延长生命的尝试都变得没有意义，对患者应该只采取安宁疗护措施（见第七章）。不过，在这一领域，人们的想法也正在开始转变。

护理院

对很多人来说，自己作为一个"被护理的对象"在护理院中终结生命，是一幅非常可怕的图景。为了逃避这一命运，他们甚至会严肃地考虑到自杀，或者转而求助于国外那些相应的死亡帮助机构。护理院——和医院一样——在质量上参差不齐，在死亡陪伴方面亦如此。在过去几年里，罗伯特-博世基金会展开了一项培训计划，目的在于把越来越得到认可的安宁疗护实践拓展到养老院和护理院中（www.bosch-stiftung.de）。人们在选择去哪家护理院时，应该问及那里如何把安宁疗护的想法付诸实践，这应该是一个重要的标准，但实际上人们并未这样做。尤其是考虑到进入护理院的人也将死在那里（而且时间并不久）这一点，这就更让人吃惊。患者在护理院的居留时间，平均为一年多。这意味着，那些被护理院接纳的人，他们的预后诊断甚至比恶性肿瘤（如胰腺癌）还要糟糕。这种情况应该引起我们的思考。

一个社会应对未来的能力如何，也体现在该社会如何去对待那些最弱势、最需要帮助的成员，首先要考虑的便是那些需要护理的高龄老人。我们每个人都可能成为这个群体中的一员，这种可能性并不小——目前人们还在普遍回避这一问题。否则，我们就无法理解为什么在许多护理机构和养老院里，会出现在一定程度上有违人道的工作条件和护理条件。如果我们不能做出根本性改变的话，"为社会容许的提前死亡"这个关键词终究有一天会直接落到每个人头上，这是我们现在所不敢想的。

居家

如前文所言，大多数人都希望在家里死去。之所以难以实现，主要是因为家庭环境不足以支撑这种愿望。

在这方面，城市和农村地区之间存在很大差异。在柏林或者慕尼黑这样的大城市，如今大多数家庭都是单人家庭，而很多乡村地区的家庭结构仍然没有改变。多代家庭共同体突然又变得有优势了——不过，那也总得有多代人口才可行（见上文已经提到的人口学的"骨灰罐"）。由于缺少（儿童）人口，我们需要深入而严肃地考虑另类替代方案，比如老人共居形式。在几年前，这类想法还被视为不着边际。这一大方向是正确的，但正如很多事情一样，魔鬼都藏在细节当中。不管怎样，这种变化也带来一丝希望的曙光。

即使一个人拥有完整的、充满爱心的大家庭，如果他／她希望最大限度地实现在家中死亡的愿望，那也还需注意到一些问题。此外，还有一个我们不能忽略的事实：一般来说，农村以及大城市的郊区的医疗服务结构明显要比城市地区差，高龄老人的护理情况也是如此。这是在过去若干年里可以观察到的现象，也是让城市化趋势再度变得日益增强的原因之一。尤其是那些经济条件好的老人们，在子女们（如果有子女的话）长大离家之后，他们离开位于漂亮的郊区、带花园的房子，搬到大城市住在小得多的公寓里，但是能得到可靠的医疗服务保障。

在德国，对高龄、重病者的居家护理，经常只能借助于半合法或者非法工作的外籍护理人员才可以实现，这种糟糕状态由来已久，如今也人尽皆知。对此，在政策层面上承认现实，要强于长久地顾左右而言他，或者装模作样。只要外籍护理人员无法合法地、在可接受的薪酬条件下工作，护理行业中的非法用工现象就会长盛不衰（非法中介人对打工者的剥削、护理者和被护理者遭受虐待的情况，也会随之增加）。

安宁医疗站和临终关怀站

从统计学意义上看，这些机构作为死亡地点只是次要的角色（目前占实际死亡中的 2%—4%）。在下一章中，我会明确地阐述为什么会是这种情况、为什么应该如此，德国的死亡陪伴服务机构是怎样构成的，以及不同部分是如何彼此交错在一起的。

第三章　死亡陪伴服务的结构

处于生命终末期的人需要什么？给出"爱与关怀"这样的答案未免太简单了——这是每个人在活着时都需要的，而且不仅始于出生之后，早在出生之前就已经如此，正如最新研究表明的那样。不过，这个答案也没错。如果问及在生命尽头之时的愿望，答案主要有两个：没有疼痛，得到呵护。"没有疼痛"这一概念，在这里指的是缓解痛苦的愿望，这不只是指生理性质的痛苦。大多数人把"得到呵护"这一概念理解为，能被安置在适合自己的社会环境当中，直到死亡降临之时，自己作为个体的独特身份认同和尊严都能被接受并得到尊重。对许多人来说，"得到呵护"也意味着在此世与彼世之间建立超验意义上的关联，意味着"感觉自己受到保护"，这种感觉可以用宗教概念来描述，但并不是非如此不可。

理想情况下，社会心理上的呵护感以家庭结构完整为前提。在过去几十年当中，由于各种原因，完整家庭变得日益罕见：结婚的人在减少，离婚的人在增加，临时伴侣关系变得日益常见。这不是道德上的价值评判，而是清醒的统计学事实。这些情况造成的结果是，单人家庭越来越成为常态，在大城市尤其如此。这也影响了死亡陪伴工作的结构，死亡陪伴工作不得不面对许多高龄老人的社会孤单化（在社会意义上孤立无援）。在接下来的篇幅中，我会介绍德国在死亡陪伴服务领域中几个最重要的支柱，包括职业性机构和志愿者机构。

开诊所的医生们

也许有些人会感到意外：开诊所的医生们现在是、将来也会是死亡陪伴服务最重要的支柱，这在德国也不例外。离开那些开诊所的医生，根本就无计可施，其中尤以家庭医生和全科医生最不可或缺。我在前面已经谈到，一个运行良好的卫生健康体系应该能让90%的临终者得到较好的死亡陪伴服务，应该能让他们在症状得到极大缓解中死亡，不必被送到安宁疗护站。这样做的前提是，大学里的医科教育或者专业医生的培养课程应该传授相应的知识。

家庭医生和全科医生在医疗卫生健康领域发挥着核心作用，在未来若干年里，他们的作用还会有增无减。

他们能做到持续关照患者多年，有时长达几十年，一家几代人都由同一位医生关照的情况也并不罕见。如果考虑到死亡具有的社会性因素，家庭医生的意义就更不可磨灭或被低估。

如今，家庭医生们认识到照护来日无多的患者是多么重要，并开始严肃认真地对待这项工作，他们也因此提出改善相应的结构性前提，以便能接手这一任务。全科医生上门出诊，平均薪酬为每次18欧元。只要这种情况不改变，我们就毫不吃惊，只有那些最为投入、最具有理想主义情怀的医生才愿意去做高质量的死亡陪伴照护，让自己在路途上奔波，付出体力上和情感上的代价。

专科医生的情况有所不同。德国的专科医生薪酬较高，提供专门化，尤其是技术化的医疗服务（心脏科医生的心导管、胃肠病科各器官的镜像检查等）。德国专科医生的典型做法是聚焦单一器官，有时这会妨碍整体上的陪伴。这是令人遗憾的，因为如今大多数人死于病程非常复杂的多种慢性疾病，特别是心血管系统和神经系统的疾病、癌症，也包括肺、肝脏、肾脏疾病等。这里迫切需要将专家们的特殊专业知识与整体视角连在一起，以便为患者提供良好的死亡陪伴照护。由于慢性病患者的生存时间较长（得益于医学的进步），专业医生也通常会与患者打交道多年，由他们陪伴患者走完生命的最后一公里，正是再合适不过了。可惜的是，心脏科医生、神经科医生或者肺病专家们还没太把这项工作当成自己的任务。

SAPV 团队

这是德国医疗卫生健康体系近年来最重要的新举措。2007 年的卫生健康改革后，在法律上所有参保人都有权要求获得"专项门诊式安宁疗护服务"（简称为 SAPV）。这项举措在医疗保险公司那里遇到了阻力，他们担心会造成费用增加，无法控制。那些开设诊所的医生们也表达了不安，担心这会与他们形成竞争。但是，"专项门诊式安宁疗护服务"究竟是什么呢？

这个名称的背后隐藏着一套复杂的规则、条例，这是不同利益群体之间经过艰苦谈判达成的妥协，正如卫生健康体系中绝大多数规则、条例那样。遗憾的是，真正关涉的利益群体，即接受安宁疗护服务的患者们，在该条例的形成过程中根本没有参与进来。所谓的"患者参与"在英国早已经是常规，在德国还只是试探性的起步，伴随着很多疑虑。引用一句谈判中出现的观点："到头来还得让患者自己来决定，什么对他们好，什么不好！"

为了让法定医疗参保人能够实现获得"专项门诊式安宁疗护服务"的权利，德国各地都组建了"专项门诊式安宁疗护服务"团队。这些团队由医生、护士和协调人（也可以是社会工作者）组成。一般来说，一个团队由 8 人组成，负责为 25 万居民提供服务，这样算下来，全德国将有 330 个"专项门诊式安宁疗护服务"团队。团队的任务是，在极重病患者生命的最后阶段，向照顾该患者的家庭医生提供协助，必要时也可以全部或者部分地接管照顾患者的任务。团队提供全天候待命服务，以避免不必要的入院治疗，让绝大多数患者在家中死亡的愿望得以实现。

在实践中，至少一些团队运行得非常好。慕尼黑大学医院的"专项门诊式安宁疗护服务"团队是慕尼黑的第一个团队，在 2009 年 10 月与医疗保险公司签订合同，在其成立后的第一年内对 278 位患者进行照护，其中只有 175 位符合医疗保险公司的严格条件，获得资助。82% 的患者能够在家中去世，17% 在安宁疗护站或者在临终关怀站去世，只有一位患者在急救站去世。[1] 考虑到在德国平均只有 25% 的人在家中离世，而"专项门诊式安宁疗护服务"团队接手的患者都是病情特别严重、需要极多护理的安宁疗护患者，可以说这个结果是相当可观的。[2] 然而，魔

---

[1] Vyhnalek B, Heilmeier B, Borasio GD: Ein Jahr Spezialisierte Ambulante Palliativversorgung (SAPV) im städtischen Ballungsraum. *MMW-Fortschritte der Medizin*, Juni 2011, Originalien Nr. II/2011 (153.Jg.), S. 41–46.

[2] "专项门诊式安宁疗护服务"只限于那些需要极其复杂照护的安宁疗护患者，其他患者都得由家庭医生以及专业医生来照护。

鬼总是存在于细节之中。以下是"专项门诊式安宁疗护服务"的最突出问题的简要汇总。

1. 医疗保险公司设定的合同门槛特别高。不可否认，医生当中有所谓的"有罪羊"（这些人把营利最大化，而不是患者的利益放在心上），医疗保险公司提高准入门槛的做法在某种程度上可以理解。令人难以接受的是，"专项门诊式安宁疗护服务"团队要做大量的填表工作，其结果是，在办公桌前用掉的时间比花在患者身上的时间还多。

2. 尤其令人不愉快的是，团队与医疗保险公司的争执一直不断。如果患者没有使用止痛泵这类器械的话，哪怕有医嘱，医疗保险公司也倾向于不承认其"专项门诊式安宁疗护服务"患者的身份（因而也不会支付护理的费用）。这种做法意味着，医疗保险公司不承认安宁疗护医学是整体上的死亡陪伴，释放出"将生命终末期技术化"这一错误信号，而这正是"专项门诊式安宁疗护服务"本来要避免的情形。

3. 很大的一个危险在于，医疗保险公司最近趋向于将"专项门诊式安宁疗护服务"和家庭护理置于"非此即彼"的处境。家庭成员面临着二者必居其一的选择。这违背了立法者的原本意图，"专项门诊式安宁疗护服务"本来是作为现有服务之外的附加服务，用以改善临终者护理的质量。"专项门诊式安宁疗护服务"的目标恰恰不在于取代基础护理和治疗护理，而是在死亡陪伴的进程中来协调护理人员、家庭医生以及所有其他专业人员，提供咨询和帮助。我们只能建议，被迫做出这种"非此即彼"选择的家庭，要用法律手段来对付涉事医疗保险公司，必要的话也不惮于将事情公之于众——根据我们的经验，这非常管用。

尽管存在这些问题，从根本上说，展开"专项门诊式安宁疗护服务"的做法对于重病者以及临终者的居家照护而言，仍然是一个非常积极的步骤，因此是值得期许的。然而，在进一步的实施过程中，必须比以往更多地考虑到患者和家属的需求，避免陷入一场小规模的特殊利益争夺战。

安宁疗护站

了解安宁疗护站和住院式的临终关怀之间的区别很重要，甚至许多医生对此也不太清楚。安宁疗护站是医院里的一个应急部门，由医生负领导之责。安宁疗护站的首要任务并非在患者临终阶段进行陪伴，而是要应对在身患绝症的患者身上出现的危机状态。促成危机状态的原因，可能是身体方面的症状，如疼痛、呼吸窘迫、呕吐或神志不清，但也可能是由社会心理危机造成的家庭关系崩溃，或者是因为存在感危机、精神危机而急于终结生命（这大多表现为一种求救的呼喊，见第九章）。

安宁疗护站的任务是，通过由医生、护理者、社会工作者、心理学家（和牧师）组成的特殊团队，找出危机的原因并进行定向干预，以期尽快消除危机，让患者进入平稳状态，提出良好的照护计划后，再让患者回到家里。安宁疗护站也具有急救医院应该具备的各种诊断和治疗的可能性，因为安宁疗护意味着很可能也需要高科技医学（见第四章第二节）的参与。患者留在安宁疗护站的时间，平均为两个星期。出站率一般在50%左右，出站者中绝大多数是回家了，另有一些可能要去临终关怀站。

德国的第一个安宁疗护站是1983年在科隆大学医院设立的，这是外科医生海因茨·皮赫尔迈尔（Heinz Pichlmaier）的开创性举措。

安宁疗护的医学咨询服务

在设有安宁疗护站的医院，站里的安宁疗护医学工作者经常应邀给医院其他部门中身患绝症的患者做咨询。通过这种"顾问服务"（来源于拉丁语的 *consilium*）可以达到最优的止痛和症状控制效果，避免非必要的治疗，了解并尊重患者在生命最后阶段的愿望。不过，进行安宁疗护医学咨询服务需要一个由多个职业的人士组成的团队，其中至少要有一位医生、一位护理员和一位社会工作者。这样的团队（在英国，这被称为"医院支持团队"）可以将安宁疗护的基本原则"出口"到整个医院，根据这些基本原则，重症监护医院中以效果好、费用低的方式改善安宁疗护服务（如上文提到的那样，会有半数左右的患者在疗护站死亡）。

很明显，尤其对于那些没有安宁疗护站的医院来说，这些咨询服务是特别重要的。2009 年，巴伐利亚州把这种咨询服务纳入"医院中的安宁疗护服务"这一专业计划当中，让医疗保险公司来承担费用并同时规定了若干必要的质量标准。①

住院式的临终关怀站

德国的第一家住院式临终关怀站——"霍恩之家"临终关怀站于 1986 年在亚琛成立。住院式的临终关怀站最好被描述为小型的、高度专业化的濒死者护理院，一般有 8 张至 16 张床位，有护理服务。与安宁疗护站的区别在于，在临终关怀站里医生并不一直在场。和养老院、护理院一样，患者的医疗照护由诊所医生来承担，他们

---

① 参见网页：www.stmug.bayern.de/gesundheit/krankenhaus/palliativstationen/pall_fachp.htm。

会到这里来照顾患者。多数医生都额外进修了安宁疗护医学并获得证书，他们也会定期进修。不过，说服家庭医生和全科医生做这件事并不容易，因为这项工作的薪酬实在太低了（见上文）。

临终关怀站的运营者通常为临终关怀协会，有时是医院或者大型社会福利机构。在德国，后者包括基督教新教的慈善组织 Diakonie 和天主教慈善组织 Caritas。住院式的临终关怀站的经济条件，在过去几年里得到改善。尽管如此，运营者还需要补贴 10% 的运营成本，这降低了运营者开设这类机构的动力（更多信息，见www.dhpv.de）。

门诊式的临终关怀服务

数量最大的一组是门诊式的临终关怀服务站。第一个这种门诊服务站由克里斯托弗临终关怀协会（Christophorus Hospiz Verein）于 1985 年在慕尼黑成立。起初，临终关怀服务者群体是志愿者，他们愿意陪伴临终者人生的最后几天、几个星期，尤其是那些孤身一人的临终者。如今，情况发生了明确的变化。其中变化之一是，对志愿者认真挑选、深入培训并且有专业人士协调、一起工作，这是非常好的举措。从初期阶段的经验中我们知道，有些志愿者想通过陪伴临终者来弥补自己的心理残缺，或者要把他们尚未消化的悲伤带进来——这两种动机都不是做死亡陪伴工作的良好基础。此外，比较大的临终关怀协会几乎总是有多个专职工作人员，一般也有安宁疗护护理人员和安宁疗护社会工作者，他们在一定程度上能够提供非常专业的安宁疗护咨询服务。直到今天，还和过去一样，这些服务几乎完全是靠捐助款项的，尽管它们为德国的卫生健康体系节省了很多资金（尤其是防止不必要的住院治疗）。因此，不难理解，目前很多临终关怀协会尝试得到医疗保险公司的认可，成为"专项门诊式安宁疗护服务"团队的运营者，这意味着他们将会获得常规的资金来源。临终关怀运动的根基是志愿者行为，这是否会造成对根基的完全背离，或者不过是在业已发生改变的框架条件下所作的必要调适，这在临终关怀运动内部讨论中也不乏争议（见第十章）。

医疗照护的金字塔式结构

强调指出这一点很重要：在德国这样的国家，到处设立安宁疗护站和临终关怀站并非理性的目标。安宁疗护在脑子里，不在围墙里。安宁疗护站和临终关怀站位于金字塔式医疗照护结构的顶端。这个金字塔始于诊所医生，而后涉及的患者群体越来越小（图 3.1）。这与对

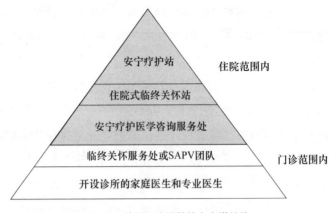

图 3.1 德国医疗照护的金字塔结构

糖尿病患者的照护类似,我们可以通过简单比较来进行推断。

　　每位家庭医生都可以用药物控制不复杂的糖尿病。比较困难的个案会被转到专科医生那里。专科医生会把病情过于复杂或者难以处理的患者转到当地医院。当地医院会把其中病情尤为严重的患者转送到最近的大学医院。大多数(但并非全部)大学医院都设有糖尿病专科。这种顶级设施用于照顾病情最严重的患者,从来没有人质疑这么做是否有意义。没有哪个理性的人会提议,在每一家小医院都要设立极其专门的糖尿病诊疗设施。但是,在医疗卫生健康领域里,却有一些人要求安宁疗护医学做这样的事。

还需要做什么？

开设诊所的家庭医生和专科医生在患者死亡陪伴中的角色，必须被视为具有核心意义并予以支持，这包括给医生提供进修的可能性、支付给医生与工作付出相应的薪酬——毕竟，对生命终末期人群的医疗照护中90%的工作是由他们来承担的。"常规门诊式安宁疗护服务"（AAPV）绝不应该被忽视，否则我们就会陷入一种矛盾状况当中：虽然极端病重的人在生命终末期能得到很好的安宁疗护服务（前提是，他们可以有"专项门诊式安宁疗护服务"团队），但是大多数"病得不够重"的临终者只能由诊所医生来照护——这些医生没有受到充分的安宁疗护培训、得不到相应薪酬。这不可能是我们愿意看到的情形。

医学院大学生的专业教育

要想让医学意义上的死亡陪伴得到可持续的改善，这也许是最重要的前提：安宁疗护医学应该成为医生的一种核心专业能力，在大学教育中应该得到传授和培养。直到二十年前，这才成为现实。2004年，慕尼黑大学把安宁疗护医学列为必修课，在教学中从一开始就让护理人员、心理学家、社会工作者和牧师参与进来。这在德国是首例，另有不多的几所大学效仿。到 2009 年时，36 所大学中的 6 所已经把这个专业列为必修课。借着德国立法者就"患者意愿申明"有关事项立法（见第八章）的东风，安宁疗护医学在 2009 年被成功列入必修课和考试科目当中，并写进医生执业资格条例。此前也有过多次尝试，但都以失败告终。2009 年之所以能够成功，可以说是一连串的幸运情况串联起来的结果。

本书作者于 2009 年 3 月 4 日应邀作为"患者意愿申明"立法程序的专业咨询人士，参加了联邦议院法律事务委员会的讨论。为了让立法者们注意到扩大安宁疗护专业课程规模的必要性，在提交给委员会的书面意见书每一页的页脚处，我都写上了"我顺便说一句，需要设立安宁疗护医学课程"。① 此外，我还在口头陈述的开头准备了这么一段话："尊敬的法律委员会委员们！多年来，你们允许 90% 的德国医学大学生在毫无安宁疗护和死亡陪伴相关知识的情况下，获得医生执业资格。如此

① 原文是拉丁语，作者模仿罗马元老院的老加图那句名言："我顺便说一句，迦太基必须被毁灭！"老加图不断重复，让罗马的元老们不胜其烦，终于同意了布匿战争，老加图的目标居然得以实现了。可以说，人还是可以从历史中学到一些东西的……

一来，您自己在生命的最终阶段，有 90% 的可能性会落入这样的医生手中。我把这称为一种自我损害行为。"在这句话之后，坐满联邦议员和听众的听证会大厅陷入一片静默。一个星期后，我接到了执政党议会党团打来的电话，请我提供相应的法律提案草案。这一提案将会于当年 6 月 19 日在联邦议院进行投票表决。

在联邦议会投票之前，全德国大学医学系的重要协会医学系代表大会（der Medizinische Fakultätentag）还力图阻止这项立法。医学系代表大会在一份新闻稿中严肃地宣布："安宁疗护医学在临床教学中已经具有重要的、跨专业的位置，是医学结业考试的一部分。因此，更进一步的规定毫无意义。"因此，法律提案应该将"多余的副作用予以清除"①。多年来一直为增加安宁疗护医学而奔走呼号的联邦医学大学生协会（Bundesvereinigung der Medizinstudierenden，缩写为 bvmd），也被这种放肆的说法激怒了。大学生们在一份新闻发言稿中，吁请联邦议院和联邦参议院让该法律提案通过，并对医学系代表大会的断言做出激烈的反驳："只有个别大学开设安宁疗护医学课并将其设定为必修课和考试科目，因此，现有的医生培养方案在照护临终者方面是不足的，甚至是

---

① Medizinischer Fakultätentag der Bundesrepublik Deutschland, Pressemitteilung vom 4. Juni 2009.

完全缺失的。"[①] 这项法律提案在 6 月 19 日被联邦议会接受，在 2009 年 7 月 10 日获得联邦参议院的最终批准。

唯一的令人沮丧之处是，这项法律对德国安宁疗护服务的全面影响需要在 20 年到 25 年之后才会真正凸显出来——但是，毕竟有了开端。

从业者的进修

为了让那些已经完成专业教育的医生、护理人员以及在安宁疗护服务领域内的其他从业者去掌握他们迄今还没有在基础课程中得到的那些知识，近年来有越来越多的机构提供进修课程和继续教育课程，首屈一指的是德国安宁疗护学院（deutschen Palliativ-Akademie）开设的课程。德国癌症帮助组织（Deutsche Krebshilfe）在科隆的米尔德里德·谢尔学院（Mildred-Scheel Akademie）是先行者。如今，在德意志联邦共和国的大部分地区都有一些机构，向不同职业群体中对这一服务感兴趣的人提供课程。值得一提的是，通过这些课程可以获得安宁疗护医生或者安宁疗护护理员的资质。要获得这两份附加证书，其课程要求是 4 个星期，每个星期 40 个小时。当然，这还远远不足以培养出专家型人才。但是，如果

[①] Bundesvereinigung der Medizinstudierenden in Deutschland (bvmd), Pressemitteilung vom 15. Juni 2009.

在安宁疗护站工作的护理员，或者在临终关怀站照顾临终患者的诊所医生拥有这类资质，就已经算是一个非常好的基础了。

展望

要想在德国为重病患者和临终者建立理性的、满足需求的照护服务机构，这似乎是完全可能的。通向目标的路途还非常遥远，对专业一无所知的利益群体对此施加影响的危险，一直都会存在。但是，通往正确方向的第一步已经迈出。

第四章　人在生命终末期需要什么？

世界卫生组织（WHO）对安宁疗护服务的定义是：

安宁疗护服务的目的在于改善身患危及生命之疾病的患者及其家属的生活质量。其手段是通过及时认定、高质量评估和处置疼痛及其他生理的、心理－社会的和精神的问题，来预防和缓解痛苦。[1]

在定义某一医学领域时，将生理、心理－社会和精神问题放在同样的高度，这是医学史上的首次。因此，我在下文要逐一谈到医学治疗、心理－社会方面的关照以及精神上的陪伴等问题。不过我把"沟通"放在第一节，因为这是每一种对患者的陪伴中不可缺少的先决条件。

---

[1] World Health Organization.*National Cancer Control Programmes: policies and managerial guidelines*. WHO, Genf 2002, S. 83–91.

第一节　沟　通

沟通是任何医患关系中的核心所在，不只是在生命终末期。尽管按照保罗·瓦茨拉维克（Paul Watzlawicks）的那个著名说法，不沟通是不可能的，但糟糕的沟通还是会发生的——可惜糟糕的沟通在医生中并不罕见。下文描述了在生命终末期的几种沟通方式的实际情形，并提出如何改善沟通质量的建议（也参见第七章）。

实地观察

近几十年来，健康科学变得日益复杂，医学教育的重点越来越倾向于"技术性"层面。由此而来，新的行医规范中强调临床实践培养，其代价是进一步将大学医学培养"技校化"。所谓的"沟通技能研讨课"，是向大学生传授医生与患者的谈话技巧，这是非常必要的。

从职业的角度看，许多医生有沟通缺陷。很少有人具备积极倾听的能力——但是，如果医生不能认真倾听，这就会给感知患者需求带来直接的负面影响。几乎每一个自己或者亲属因为中等以上严重疾病而接受过医生治疗的人，对此都有体验。《德国医生报》曾发表一位女患者的来信，描述她自己的就医情形：她脱光衣服躺在检查床上，一个小时后才等来主任医师，而随后跟医生的谈话时间"像比基尼一样短"，她公开呼吁给自己（患者）以"一块肉排的尊严"[①]。

关于医患沟通质量的科学研究提出了一些非常有意思的观点，让人看到为什么医患谈话有可能给双方都带来心满意足的感觉。对医生来说，如果觉得自己把全部必要的信息都已经告知患者，他会感到满意——医生有责任向患者解释病情，这让医生感觉有法律方面的压力。其结果是，他们会把复杂的医学内容解释得非常详细，用的是大多数患者都无法听懂的语言，谈话里医生说话时长占80%。让医生满意的是，在这种谈话中很少出现患者追加提问的情况。这主要出于两个原因：首先，医生用他们的身体语言表明不欢迎追问；其次，患者要想提出具体问题，至少也得在一定程度上明白他们在谈什么。

大多数医生都没有意识到这一点。因此，当他们得知患者对这些谈话根本不满意时，他们自己也感到意外。患者的满意程度直接与他们在谈话中的参与程度关联在一起，理想的情况下，谈话中患者说话所占的份额应该超过医生。从患者角度出发，医生－患者谈话的核心质量标志是：清楚、易懂的语言；充足的时间，足以消化

[①] Anonyma: *Bitte um die Würde eines Schnitzels. Deutsches Ärzteblatt*, 2008, Jg. 105, Heft 47, S. A2545–A2546.

所说的内容；有足够机会可以追问；有倾听能力，尤其是医生要有共情能力。可是，该如何让医学院的学生们有共情能力呢？

改变医学课堂

慕尼黑大学从 2008 年起开设了一门讨论课形式的选修课，课程名为"向死而生"。这门课的参加者需要对安宁疗护医学感兴趣，为准备自己的行医实践而深入探究生命的终极性，想弄明白思考生命的终极性到底有哪些意义。这门讨论课的核心点是与安宁疗护患者（包括成人和儿童）相遇，尽可能至少一次在患者家中，在有经验的临床助教陪同下进行。大学生们的任务根本不是去搜集患者资料，也不是练习检查方法。这门课更倾向于让大学生们看到一个人以及一个家庭向死而生的经验，并因此受到触动。个体的经验要在共同的讨论课上进行深化，课上有三个重点：精神性、人生意义和心理－社会陪伴。听课人数限定为 12 人，以便能保证学生尽可能获得个性化指导。

这门讨论课得到大学生们非常正面的评价，尤其是考虑到这些经验对于医生职业的意义，这类课程就尤其受到欢迎。一位学生在课程结束后给我们写信说："'向死而生'这门讨论课，毫无疑问是我在大学期间最有意义的经验！"我们也从课程涉及的患者以及他们的家人那里得到了反馈，在很多情况下，这门讨论课也给他们带来了正面的效果：他们希望，自己分享的经验能帮助年轻大学生成为更好的医生，能够在未来帮助其他患者。

知情也是得到照护

当谈及生命终末期的问题时，我们对医疗照护谈得很多。有些人还会把照护与家长式的做法混淆（代为决定，见第九章），这不会带来帮助。照护并不意味着要替别人做决定，而是帮助当事人自己在现阶段人生境况中做出恰如其分的决定。这并不一定是平常认为"理性的"决定，因为此时重要的是去尊重当事人的自主决定。原则上这也包括做出那些在外人看来不利，甚或造成自我损害的决定（"不利"与否总是外来者的评估，因此从一开始就是成问题的）。

那么，在（当事人）做决定的过程中，医生的任务到底是什么，如何才能实现"给患者以照护"这一基本原则呢？我的经验是，要想在实践中提供照护，最重要的可能性在于医生要让患者知情。临床实践中，在自我决定和照护之间存在着一个充满张力的地带。有些患者要听到现有的一切信息，每个决定都会独立自主地做出。这样的患者不多，但的确有。另一个极端则是，患者根本不想做任何决定，甚至都不愿意听到自己的病情诊断，他们完全信任医生并说："您所做的肯定没错。我原本什么都不想知道。"这类患者也罕见，但也存在。绝大多数患者处于中间的灰色地带，他们需要对其自我决定的尊重，也需要照护服务，对其中每一项的需求程度有多高，又会因人而异。医生的艰巨任务在于要让二者的混合比例因患者而异：符合患者在当时情形下的愿望。这之所以特别困难，也在于医生的建议有时间性："混合比例"会因时而异，比如因重病患者的病程进展而改变。这也意味着，医生总得重新审视患者处在哪个位置。丹麦的哲学家索伦·克尔恺郭尔表述得非常好：

> 如果我们想帮助一个人，我们必须首先找出他处在哪里。这是照护的秘密。如果我们不能做到这一点，还以为自己能帮到其他人，那就是一种幻觉。帮助某人总是意味着，我们知道的比他多，但是我们必须首先明白他知道什么。[①]

这原本是全部医学工作的基础。信息的影响力，即让患者知情给患者的决定带来的影响，怎么高估也不过分。1994 年《新英格兰医学杂志》上发表的一篇学术文

---

① Søren Kierkegaard: Synspunkter for min Forfatter Virksomhet (Der Gesichtspunkt für meine Wirksamkeit als Schriftsteller). In: S. K.: *Die Schriften über sich selbst*. Regensburg: Eugen Diederichs 1951, S. 38–39.

章，提供了让人印象非常深刻的案例。[①]墨菲博士（Dr. Murphy）询问了近300名老年患者，如果出现心脏骤停的情况，他们是否希望得到心脏复苏救治。41%的人给出肯定的回答。随后患者们被告知一些统计学上的数据，在心脏复苏救治后带有后遗症和不带有后遗症的存活概率有多大。在这项知情工作之后，给出肯定回答的人从41%下降到22%。在预后寿命不到一年的群组当中，只有5%的人希望得到心脏复苏救治。这表明，患者的决定很大程度上取决于医生让他们了解到哪些信息。医生们应该意识到这一点。

多职业的沟通

多职业性是安宁疗护的一个组成要素。对安宁疗护的创始人、2005年去世的西西里·桑德斯（Cicely Saunders）女士来说，要有来自不同职业人士构成的团队，这是不言自明的。在我看来，她是20世纪最重要的女性人物之一，比许多从来没有见过患者的分子生物学家更有资格获诺贝尔医学奖。她是护士、社会工作者和医生。她把死亡陪伴工作中三个最重要的职业都放在

[①] Murphy DJ, Burrows D, Santilli S, Kemp AW, Tenner S, Kreling B,Teno J: The influence of the probability of survival on patients' preferences regarding cardiopulmonary resuscitation. *New England Journal of Medicine* 1994, Bd. 330, Heft 8, S. 545–549.

一己之身上，带着英国式幽默称自己是"一个女人的多职业团队"。由她创立的、全球第一个现代临终关怀院——伦敦的圣克里斯托弗临终关怀院（St. Christopher's Hospice）——从一开始就确立了多职业的导向。不同职业群体在这里地位平等地一起工作（这在医学当中还远远没能普遍实行）。

然而，这种类型的团队合作并非只带来好处。提出"安宁疗护医学"这一概念的加拿大医生贝尔福·蒙特（Balfour Mount）说过这样的话："你在团队工作过？让我看看你的伤疤。"多职业沟通这项技艺必须操练，并且总是得不断地克服那些往昔的划界趋向带来的不便。在那些以等级式沟通为主的机构（比如大学医院）中从事安宁疗护工作，就显得尤其困难。此外，不同职业群体也有着不同的职业文化和职业语言，这也需要以很大的耐心来找到共同点。

在安宁疗护站，不只是医生和护理员去"查房"，社会工作者、心理学家、牧师也来到这里，医院里的其他部门对这一实际情形不免嗤之以鼻——不过，这种新做法的优势慢慢地被接受了。其中有两点尤其受到褒扬：信息流改善和患者及其家庭得到的呵护感。当患者健康状态的全部层面（生理的、心理－社会的、精神的）被放在一起而不是分开来看待时，他们才感觉到自己作为整体的人被接受了。安宁疗护站的查房基本上是这样的程序：所有在场的人都坐在病床周围，真正"在同样的高度上"与患者交流，这也被认为对患者很有帮助。对医院里的专科病房，这也同样是个好样板。

意识有障碍下的沟通

我们生活在一个特别看重语言沟通的世界里，报纸、广播、电视、互联网和其他大众传媒每天都让我们应接不暇。另外一方面，研究沟通问题的学者告诉我们，恰好在困难情境下，情感的和（非言语的）身体语言沟通部分要有意义得多，也能够被记住更长时间。

这与医生们在实践中获得的经验是一致的。在患者重病知情谈话中，关于疾病的事实性内容，患者和家属在相当短的时间内就会忘掉，尽管他们也知道这些信息有根本性的意义。这些内容医生每次都得重复，或者会被患者问起。但是，一位医生对患者是带有同理心，还是带着拒斥的态度，是肯在患者身上花时间，还是随时准备拔腿就走——这些情况，当事人在几十年之后还能回忆起来。

知道这一点非常重要，尤其当患者的意识状态受限（重度失智症、植物人）时，这有助于对那些非言语沟通做出正确的评判。可以说，其意义怎样高估也不过分。对失智症患者的研究——尤其是护理研究——早已经指出，虽然较高级的脑力活动如记忆、语言在这些患者身上有严重障碍，但其情感表达以及非言语沟通能力有所提升。维也纳的安宁疗护老年看护专家玛丽娜·科耶尔（Marina Kojer）博士曾把这些患者称为"感情的世界冠军"。专业人员在这一基础上，发展出对失智症患者的特殊治疗方案和护理方案，如内奥米·费尔（Naomi Feil）提出的"认可"（Validation）的沟通方案。[①]

以为患者无法用语言表达便无法进行沟通，这种设想根本就是错误的。沟通只是在以另外的方式进行着，但沟通程度并没有降低。医生和护理者的言行要考虑到这些患者，就像他们在房间里说的每一句话患者都能懂那样——从经验上看，护理员做到这些比较容易。

在这一点上，医院里的牧师给人的印象特别深刻。他们——至少特别投入这项工作的人——根本不会因为患者的意识受限而妨碍自己的工作。他们坐在桌边，通过小心翼翼的触摸而与患者建立联系，对那些被医生断言为"什么也不知道"的患者，他们也能产生共鸣。[②]在患者生命终末期，在决定治疗方案时左右为难的处境下，这会大有帮助：一般来说，牧师与患者相识的时间并不长，他们对于患者生命意愿的评判，与患者直近亲属做

---

① Naomi Feil, Vicki de Klerk-Rubin: *Validation. Ein Weg zum Verständnis verwirrter alter Menschen*. München: Reinhardt-Verlag, 2010.

② Thomas Kammerer (Hrsg.): *Traumland Intensivstation: Veränderte Bewusstseinszustände und Koma – interdisziplinäre Expeditionen*. Books on Demand, 2006.

出的判断却经常惊人地相似。这些相同的结论，让治疗团队变得非常有把握，确信他们做出的决定能与患者自身的愿望相符。

家庭内的沟通

苏格兰的姑息医疗医生德里克·道尔（Derek Doyle）在他那本令人钦佩的著作《站台票：一位临终关怀医生的回忆和断想》[①]中讲到一种典型情况：

家庭医生上门给一位老年患者问诊，他们已经相识几十年。他最先看到的是，给他开门的患者妻子忧心忡忡。医生还没来得及打招呼，患者的妻子就小声而坚定地对他说，不能告知她的丈夫，他的状况有多么糟糕。医院里的医生已经对她说出了真相，她知道丈夫将不久于人世，但是"医院里的医生对他什么也没说，因为我请求他这么做的。他不可以放弃希望……"家庭医生什么也没说，上楼到患者那里。妻子在门口擦干眼睛里的泪水，显出刻意的快乐，对她的丈夫充满爱意。"医生对我说了，他希望不久以后你又能站起来。肯定能站起来的，对不对？"床上的老人点头，微笑着。

[①] Derek Doyle: *The Platform Ticket. Memories and Musings of a Hospice Doctor*. Edinburgh: Pentland Press, 1999.

这时门铃响了，妻子得暂时离开房间，她向医生投去严厉的目光。她刚一离开房间，老人就对医生小声嘀咕说："亲爱的医生，我们认识这么多年了，请帮这个最后的忙：请别告诉我妻子我的情况如何。我知道，我活不久了，但是她会受不了的，我不能剥夺她的全部希望……"这时医生告诉他，进门时他太太说了同样的话。老人开始哭泣。此时太太回来了，看到这些对医生大喊："我禁止你对他说！啊，您这个毫无怜悯之心的人！"此时丈夫打断她的话，告诉她真正发生的是什么。两个人哭泣着拥抱在一起。家庭医生认为，这是一个悄悄离开的恰当时刻。

人们可能会以为，在今天这个时代，类似"自主""有自主权的患者""参与式决策"的概念通行，上述情形肯定属于过去。事实远非如此。配偶们在对方面前假装轻松，以求保护对方，这是我们在死亡陪伴工作中每天都能看到的情形。这里的动机是利他主义的，但也在无意中代他人拿主意："我知道，我的丈夫或妻子不知情的话，这对他/她会更好，因此我对他/她保密。"当这种彼此不能坦言的沉默被打破之后，真正的沟通才会出现。

良好沟通的最大障碍是恐惧，其次是负疚感。因此，在生命终末期的沟通以及关于生命终末期的沟通，在家庭中难以进行就不足为奇了。正因为如此，照护团队中的每一位成员都要认真注意家庭的沟通结构，这一点就变得尤为重要。唯其如此，团队才有可能发现当事人没有意识到的资源——当事人会因为身心俱疲而忽略一些重要的东西，所以他们才需要照护团队的支持。

第二节　医学治疗

对于生命终末期的安宁疗护而言，只有严格意义上的医学治疗是不够的，但也是绝不可少的。如果患者因为生理上的病症而承受折磨，任谁都无法接纳那些提供心理 - 社会安宁或者精神安宁的帮助。人们大多会以为，这种折磨主要是疼痛。其实，临终阶段生理症状中只有三分之一是疼痛，其余的三分之二则内科症状（呼吸窘迫、恶心、呕吐等）和神经及精神性症状（神志不清、谵妄、抑郁等）各占一半。下文中我要用案例说明，对这些症状的处置如今在现代安宁疗护领域已经非常成熟，用药和不用药控制症状的可能性都存在，患者根本用不着害怕会因为无法抑制症状而承受痛苦。

疼痛

疼痛治疗可能是安宁疗护医学中最广为人知的部分，因而"临终者的疼痛治疗"也经常被当成安宁疗护的代

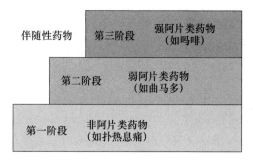

图 4.1　世界卫生组织的疼痛治疗阶段图

（在第二和第三阶段，一直要附加上第一阶段的药物。）

名词。在生命终末期，生理性疼痛是常见的：大约70%患有癌症的安宁疗护患者都需要医疗介入来止痛，其中大多数人的疼痛不止一种（可能会是四五种不同类型的疼痛）。需要注意的是，不同疼痛类型对药物的反应不同。比如，吗啡对腹部肿块压迫引起的疼痛有非常好的效果，而对于后背肌肉紧张造成的疼痛，则几乎无效。而做体操、理疗会对后者更有帮助。

一些医生还存在疑虑，给重病患者使用吗啡或者相关药物（所谓的阿片类药物）可能会引起上瘾，或会加速患者的死亡。学术界早已驳斥这些说法，如今这已经不构成不给患者进行有效治疗的理由。世界卫生组织提出了疼痛治疗的三阶段理论，如今出现在所有的大学教科书当中（图4.1）。在个别的情况下，直接从阶段三开始可能是有意义的——痛感强烈的患者，没必要"疼过"

前两个阶段，才可以得到效力足够强劲的药物。

在危重病人和临终者身上，出现"突破式疼痛"的现象并不罕见，这是说在没有预先征兆，经常也没有可识别的原因时，疼痛突然加剧，患者大受其苦。此时就必须给患者在常规服用的基础药物之外，增加快速有效的药物（吗啡占总数的六分之一），患者在需要时可以随时服用。

在疼痛治疗中，一些本身并不被当成止痛药，但是在特定情况下能辅助和加强止痛药效果的成分，被称为"伴随性药物"，其中尤以类固醇（可的松）、抗惊厥剂（治疗癫痫的药物）和抗抑郁药最为常见。尤其是针对某些特定的疼痛，如神经痛（所谓的"神经病理性疼痛"），这些药物是不可缺少的。神经病理性疼痛是由于神经结构受到直接损伤而引起的，很难治疗。对于特别困难的情况，有特殊药物可用——例如，L-波拉米通（L-Polamidon）、氯胺酮，这些药物非常有效，但通常都由安宁疗护医生或者受过专门培训的疼痛治疗师来用药。

现代疼痛治疗是从一种生物 - 心理 - 社会的疼痛模式出发，在生物 - 生理的因素之外，也强调心理 - 社会的因素对于疼痛感知和疼痛接受具有影响。此外，除了药物治疗的可能性以外，疼痛治疗也采用一系列非药物疗法来对抗疼痛。比如，经皮神经电刺激（TENS），这是一种电刺激疗法，其目标在于减弱身体疼痛处向大脑传递疼痛的功能。或者，也可以采用特殊的、心理学上的疼痛战胜方法。

在特别严重的情况下，植入性的疼痛治疗方法是必要的，这是由专门医生团队来实行的，比如植入特定的输药泵，将镇痛药直接给入脊髓液（脑脊液）中；或者采用手术方法，让末梢神经系统的特定开关结构"停摆"，以便阻止疼痛传感（所谓的"神经节阻断"）。

如果将这些现有的止痛方法组合起来，几乎所有患者的疼痛如今都可以获得令人满意的缓解。我们不能指望疼痛完全消失，但是可以使其缓和，变得可以接受，这样患者不再觉得自己的生活质量大受影响。

呼吸窘迫

呼吸窘迫也许是医学上最被低估的症状。如果谈到生命终末期折磨人的症状，人们会自然而然地想到疼痛。可是，所有那些同时遭受过疼痛和呼吸窘迫的患者都说，呼吸窘迫更可怕。为什么是这样呢？

要想了解呼吸窘迫的主观含义，让我们看一下呼吸的生理性质，这会是很有帮助的。在关乎性命的身体内部活动中，呼吸是唯一一种既可以自主又会受到不自主控制的活动。因此，它代表了位于无意识与有意识的身体功能之间的界面。此外，早在远古时代，呼吸与我们形而上层面的自身存在就被联系在一起，如"精神"的概念（拉丁语的 *spiritus* 意味着"精神"，同时也意味着"呼吸"）。考虑到这一背景，也许我们就不奇怪，为什么呼吸窘迫的现象能引发最严重的生存恐惧感。

这些恐惧被一种机制所强化，在安宁疗护医学中，这被称为"呼吸窘迫的恶性循环"。其基本原则很简单：呼吸窘迫产生恐惧，恐惧加强了呼吸窘迫，而这又让呼吸窘迫加剧，然后恐惧再加大……如此下去。这种恶性循环有时候会在短时间内名副其实地引发恐惧发作，这对患者以及周围的人都是极大的负担。好消息是，呼吸窘迫可以得到有效治疗，恶性循环可以有效地被打破——假如能快速而有针对性地进行治疗的话。对此应该从两方面着手打破恶性循环：必须处理呼吸窘迫，同时也处理恐惧。

正如在安宁疗护的所有领域一样，非药物治疗对呼吸窘迫症状也很重要。家属和专业照护者安静地待在旁边，这有助于患者保持呼吸节奏；良好的体位，即便坐着也要注意通过新鲜空气给脸部降温——这些做法都能有所帮助。呼吸治疗是一种特殊的治疗形式，其目标是恢复个体的自然呼吸节奏，许多患者觉得这是非常有帮助的。

针对呼吸窘迫，最有效的药物是吗啡。"在呼吸窘迫时使用吗啡有危险"这一说法，虽然早已经被推翻，但和医学领域里的一些其他传说一样，这一传说还是经久不衰。因此直至今天，一些医学教科书还是错误地拒绝对呼吸窘迫患者使用吗啡。

涉及恐惧的症状，则可以很好地使用消除焦虑的药物来进行出色的治疗，特别是苯二氮䓬类的药物（如劳拉西泮）。遗憾的是，苯二氮䓬类药物也被列入治疗呼吸疾病的黑名单当中，尽管在治疗呼吸窘迫症上它的安全性早已经得到证明。话说得明白一些：许多患者必须承受呼吸窘迫的痛苦，完全是因为医生们出于错误的担心而不敢给他们使用有效且安全的药物。这会带来多么可怕的后果，我将在本书的第七章中进行描述。

关于呼吸窘迫问题，最后要提到的是临终阶段的倒气现象，即所谓的"死亡啰音"。这种症状是由滞留在喉部的少量黏液引起的，因为患者在临终阶段肌肉松弛，没有力量把黏液咳出来。由此发出的声音有时候会非常大，对亲属来说这是非常大的负担。一般来说，这不是呼吸窘迫或者患者遭受痛苦的表现，这一点非常重要。可以通过药物降低声音的强度，但是大多情况下治疗已经没有必要。在这种情况下，重要的是及时向家属说明，以避免不必要的恐惧。

神经精神病学症状

神经精神病学领域的症状至少占到生命终末期医疗

问题的三分之一。比如，80%的安宁疗护患者在生命的最后阶段都会出现谵妄状态，且可能会极其超出常态。患者会狂乱地攻击周围的人并毁坏物品，这自然会给家属和护理者带来极大负担。这种状态通常在几天前就有征兆，最经常的征兆是，混乱阶段在夜间出现，在白天就会消退。对照护患者的医生来说，这就是一个报警信号，因为在这个阶段可以通过低剂量的神经抑制剂（如氟哌利多）治疗，以防进一步加重。如果谵妄已经发展到比较晚的阶段，治疗自然便会更加困难。但是，此时也几乎总能通过药物使这种状态获得充分缓解，哪怕不能确定谵妄的原因，或者该原因无法消除。

生命终末期的神经精神病学症状多样，尤其是神经系统的各个领域都有可能受到潜在疾病的影响。特别是在癌症患者身上，在生命终末期会越来越经常地观察到神经性症状。这是新的化疗方法带来的副作用：一方面，特定癌症类别（比如结肠癌或者腹腔癌）的患者寿命明显延长，但后续在大脑或者脊髓中发现转移病灶的患者人数也在增加。这种转移经常是重型的，严重到几乎无法治疗，一般来说它也构成了死亡的原因。即便不直接导致死亡，由于癌细胞转移到大脑以及与此相关联的神经功能丧失，也会引起生存质量的严重恶化。有时候为了充分缓解症状，甚至得用尽高科技医疗手段，正如下面的例子描述的那样。

这位 35 岁的女患者来到我们病房时的状态非常糟糕。不同化疗都对她的腹腔肿瘤不起作用，如今癌细胞已经遍布腹腔。肠道几乎可以说完全停止工作，肿瘤压迫带来的内脏疼痛令她无法忍受。下腹部对腹膜和肺造成的压迫感，总是引起呼吸窘迫。

在几天之内，疼痛和呼吸窘迫通过药物得到了很好的缓解，肠道蠕动则非常少。毫无疑问，患者只有几个星期的存活时间了。我们团队的希望是，通过安宁疗护的治疗手段给这位年轻女患者的总体状况带来改善，以便她能够好好地跟家人（父母、丈夫、两个孩子，分别为 9 岁和 6 岁）告别。但是，这没能发生，是出于医生们没有想到的原因。

除了上面描述的症状以外，患者大脑的右半部还有转移的癌肿，这导致了她左侧身体的瘫痪，尤其是脸和胳膊。照护团队并没太在意，因为基于其肿瘤情况，患者反正必须卧床并需要护理。除此之外，她还是可以沟通，并且能够用右手自主进食。

但是，我们都低估了的情况是：身体左半边的瘫痪给患者在身体形象和自我意识方面造成的困扰，要超过其他方面的身体状况。她对此极度沮丧，不接受任何形式的社会 - 心理帮助，不再与丈夫说话，拒绝看孩子们。面临难以完成告别仪式的局面，她的家人为此感到的痛苦难以言表。

在这种无路可走的处境下，我请求慕尼黑射波刀手术中心的同事给予帮助。射波刀是一种高度现代化的放射线手术。借助于一个由计算机控制的精密机器，将放射线集中到肿瘤所在的地方，健康的肌体不受影响。问题是，这在当时还是一种非常新的技术，实施手术需要有若干个前提，其中包括：肿瘤应该尽可能小，患者的总体状态要尽可能好。这两条我们的患者都不具备。尽管如此，我还是请求同事们来看一下我们的患者，把测算、计划和实行射波刀治疗集中在一次里，而不是像平时那样分为三次，因为这位患者没法活那么久。我的同事们（Muacevic 医生和 Wowra 医生）也这样做了，对此我直到今天还充满了感激。

在完成射波刀治疗的一天后，患者已经能感觉到大脑中的压力减少，她的左胳膊又能活动了。第二天她能把胳膊举到肩膀的高度，面瘫也明显改善。从"实际上"看，她的状态并没有因此有多少改变，她仍然卧床不起，她的预后没有改变——但是，她的情绪状态彻底改变了。她跟护理员说话，甚至跟丈夫喝了一小口香槟，她又拥抱了自己的孩子们，举行了一个告别仪式。这个仪式是由安宁疗护病房的牧师与家人一起为这个家庭举办的。几天以后，这位患者在她的家人身边平静地离世，孩子们也在身边。

就这一个案而言，也有人提出反对意见，认为这是在浪费资源：使用了那么昂贵的方法，只是为了让一位无论如何会很快死去的患者有几天情绪好转的日子——花费和效果之间的关系在哪里？那些认为给患者在临终阶段带来这一重要改变不值得的人应该想到，这一措施的效果不仅停留在患者的最后几天上。由于有机会完成美好的告别，家属们避免了一个非常困难的悲伤阶段，孩子们甚至可能避免了严重的心理创伤。经历一个有尊严、平静的死亡过程，可以影响家属们在余生中对死亡的态度；在孩子们的身上，这种后续影响甚至会持续 70年到 80 年。

安宁疗护式的镇静

在症状对治疗没有充分反应的情况下，最后的选择是安宁疗护式的镇静。患者在充分知情之后，通过药物进入一种麻醉状态，这样就不再痛苦。安宁疗护式的镇静可以是暂时的，就是说，在一定时间过后可以撤掉，以便能确定症状是否好转。比如由于狂躁状态而进行的镇定，完全有可能这样做，下面这个病案就是一个例子。

这位 58 岁的乳腺癌患者，几天以来一直表现出神志混乱的迹象，但被住院医师判断为"不太糟糕"，因为这些症状只是在夜间短时间出现。当安宁疗护服务团队进行咨询时，这位患者已经处于明显的谵妄状态，有幻觉和妄想，并伴有反复嘶喊。所有利用药物来控制症状的尝试都告失败。我们决定做安宁疗护式的镇定，首先限定时间为三天。在让患者的丈夫——也是患者的监护人——知情并取得同意之后，我们用药物让患者进入睡眠状态。三天之后，镇定药物逐步减少，患者醒来，但是神志混乱的症状消失了。她又正常地和丈夫以及医生说话，说自己不记得有神志混乱的阶段，也不知道接受过镇静治疗。几天之后，患者可以出院回家了，神志混乱的情况没有再度出现，两个月之后她在家里平静地离世。

当症状变得特别折磨人，不使用安宁疗护式的镇定就无法平静地走完死亡阶段的话，这就是无可回避的。即便在这种情况下，患者或者其监护人的知情同意也一定是必不可少的，镇定程度也只限于为缓解痛苦所必需。这里的重要信息是，生命终末期的镇定不会让临终阶段缩短（如果说对此还有所改变的话，那便是有所增加）。因此，安宁疗护式的镇定根本不是间接或者直接协助死亡的形式（参见第九章）。它也许是作为缓解症状的最终办法，即便遇到最严重的痛苦状态，安宁疗护也能提供有效的缓解手段。

第三节　心理－社会方面的照护

我不惧怕自己的死亡。

只惧怕亲近之人的死亡。

如果他们不在了，我如何能活下去？

我独自在雾中寻找死亡，

心甘情愿地让自己被赶进黑暗。

死去，何及我留在世间苦痛的半数。

遭遇过的人，深知其味，

承受过这痛苦的人，原谅我吧！

想一想啊，自己的亡故，死掉而已，

他人的亡故，却得活着承受。[①]

玛莎·卡莱科（Masha Kaléko，

德语犹太诗人，1907—1975）

《谁都不该独自死亡》——奥利弗·托尔麦恩（Oliver Tolmein）的一本关于死亡主题的杰出作品以此为标题[②]，已经表明本节的内容，在临终者的社会环境（家庭、朋

[①] Memento, Gedicht von Masha Kaléko. In: M. K.: *Verse für Zeitgenossen*,hrsg. von Gisela Zoch-Westphal. Reinbek: Rowohlt 1980.

[②] Oliver Tolmein: *Keiner stirbt für sich allein*. München: C. Bertelsmann 2006.

友、职场）中照护临终者，同样也对这些人予以照护，这方面所需的时间甚至比陪伴患者还要长，如下面这一个案所显示的那样。

一名 29 岁、患有晚期转移性结直肠癌的女患者来找医生，说下腹部剧痛。医生按照世界卫生组织的规定（见上文第二节）给了止痛药，剂量足够大——尽管如此，接下来的日子里患者的疼痛依然存在，增大止痛药剂量也没有带来改善，更换药物也没有用。医生有些不知所措。一位在这里工作很久的助手在患者等候时与她谈话，才完整地了解了全部情况：助手提醒医生说，这位年轻女性有一个五岁的女儿和一名生活伴侣，那个男人不是女孩的父亲，如今失业，全家人完全依赖她的收入。她如今处于病假期间，已经面临着因为生病而被解雇的情况。她非常担心，万一她死去之后，她的女儿以及她的生活伴侣会怎么样。她担心女儿的父亲——与她是因为吵架而分手的——在她死后会通过法律手段夺走对女儿的抚养权。这种恐惧让她失眠并不时做噩梦，这让疼痛变得无法忍受（后续记录，见第 74 页）。

心理陪伴

严重的疾病不仅给身体带来负担，而且也给精神带来负担。在应对疾病的过程中，训练有素的心理学家或心理治疗师能提供宝贵的帮助。当一个家庭承受重压、面临崩溃时，他们也能提供帮助。但是，当事人得能想到，他／她有可能获得这种帮助。允许别人帮助自己，这对许多人来说是困难的。接受心理学专家的帮助，并不意味着承认自己有心理问题，由于身体上有严重疾病，情绪低落、难以适应是完全正常的。然而，面对这种精神上的负担，很多人倾向于不去寻求支持。一个人如果在滑雪时摔倒，腿骨因为承受的压力太大而折断，他或她自然会去找骨科医生来帮助受损的骨骼自行愈合。我们至少要像对待骨头那样谨慎地对待自己的精神状态，当它承受的负担太大时，要给它提供必要的帮助。

在死亡陪伴领域，无论就整体而言还是心理学上的照护，最受优待的都是癌症患者。心理学有一个分支学科，即所谓的心理－肿瘤学（Psycho-Onkologie），完全聚焦于对癌症患者及其家属的照护。这方面有很多非常好的服务，有专门机构来进行协调工作，比如德国癌症学会（Deutsche Krebsgesellschaft）的心理－社会咨询处。给患有其他疾病的患者提供心理服务要困难一些，向高龄失智症患者的家属提供心理服务堪称极其困难。这是非常艰巨的任务，在德国主要是由配偶或者女儿们来护理，这些负责护理的亲属经常根本没有时间考虑自己。这是双重的伤害，因为研究数据表明，家属在心理上舒适也能让患者感到舒适。

当承担护理工作的家属不堪重负时，把患者送到护理院就变得无法避免，家属会把这看成是自己的失败。这种情况并不罕见，他们的精神负担还会因此增加，回避社交或者发展为抑郁症将是其可能后果。（遗憾的是也有另外一个极端，有时候老人会被自私的亲属推给护理院，尽管家里还有承担护理工作的余力。）

及时请求帮助的前提是，人们知道有这些帮助。家庭医生和社会工作站，还有社区、教区、临终关怀协会、癌症咨询中心和自助小组也可以提供帮助。至于哪些方式合适，是危机干预还是夫妻或家庭关系治疗，是艺术比如音乐治疗，还是参加自我救助小组（有给患者的，也有给家属的），只能由患者和家属自己来决定。选择治疗方案也并不容易，有时候需要多次尝试才能找到一套或者多套正确方案。但是，这些努力是值得的。

社会工作

在照护重病患者和临终者的工作中，最重要、最被低估的职业便是社会工作者。如果缺少经验丰富、受过专门培训的安宁疗护社会工作者，许多如今能够居家完成的安宁疗护服务都无法进行。遗憾的是，这个职业还经常很不公平地被污名化，被联想成"社会边缘人的帮助者"，这令不少需要帮助的人望而却步。可是，恰好在这一工作领域，近几十年德国有了非常可喜的发展，而且是基于非常坚实的学术理论基础。

社会工作的基本要素，一方面是"系统视野"，另一方面是"资源导向"。这些新词指的到底是什么呢？系统视野让社会工作者永远不会孤立地看待患者，而总是看到他们周围关涉的人，并且始终考虑到双方所需的照护。这非常有意义，因为我们已经提到，亲属的福祉和患者的福祉是密切相关的。帮助了其中的一方，就是同时在帮助另一方。患者的配偶和子女自然而然是最先考虑的。但是，人口学的发展给社会工作带来了新挑战：越来越多的重病患者还有尚在人世的高龄父母。他们经常被忽视，却是承受痛苦最多的人。正如心理学研究以及儿童安宁疗护的经验所显示的，最糟糕的事情莫过于面对自己子女的死亡，不管死者是年幼还是年长。

原则上，资源导向的含义不外乎给自我救助提供帮助。重病患者及其亲属处于情感上的特殊状态，难以认识到自己的强项以及现存的、可加以利用的潜在援助（比如，朋友和其他亲属）。社会工作的核心任务之一就是与患者及其家属一起，精确地定位这些强项和援助的可能性并加以利用。实践证明，这些来自"内部的"帮助是可持续的，而"外来的"善意帮助往往只能在短期内发挥作用。

除此之外，社会工作者可以用他们的专业知识来给患者提供宝贵的支持，比如跟政府部门打交道、提交获得照顾的申请、购置辅助器具等。不过，他们总得依靠被照护者的积极配合。在德国，无论患者还是家属，普遍带有一种"我必须一个人独自应对"的心态，社会工作者必须对此特别敏感。正是在困难情境下，帮助患者及其家属从阴影中走出来，接受别人的帮助，这是非常值得的。我们遇到的一个个案的后续结果，就能说明这一点。

（上接第70页）当地临终关怀协会一位经验丰富的安宁疗护社会工作者的参与，给事情带来了转机。社会工作者让患者的父母参与对孩子的照顾，因为她的生活伴侣感到力不从心。经过一番犹豫后，患者同意与女儿的生身父亲谈话。谈话意外地顺利：那位父亲如今已经再婚并有了两个孩子，声明自己不会争夺对女儿的监护权，同时会支付女儿的抚养费。他也同意女儿搬到外祖父母那里居住，他有权定期探视。现在的生活伴侣跟孩子关系也很好，但自认为无法完成独立抚养孩子的任务，他对这一解决方案也同意。这种安排也跟青少年工作局做过沟通。女孩开始时表现出行为反常，得到了一位儿童心理学家的帮助。患者对这一进展感到非常安心。疼痛缓解了，但病情在发展，几个星期之后患者在家人在场时去世。儿童心理学家的帮助在这位母亲去世后也在继续进行，并且让女孩的外祖父母也参与进来。女孩在一开始有不愿与人接触的情形，但是恢复得越来越好，入学推迟了一年，从此以后女孩的发展完全正常。

悲伤陪伴

安宁疗护并不会在病人死亡时结束。在悲伤阶段对家属予以陪伴，是安宁疗护和临终关怀工作最重要的任务之一。如今大多数死亡都不是突发和意外的死亡，而是由于持续多年的慢性疾病造成的，悲伤——无论是家庭还是患者自身——早在死亡之前已经发生（所谓的"预悲伤"）。因此，悲伤陪伴正如整体的安宁疗护一样，基本上从告知诊断出致命疾病时就开始了。患者的悲伤随着疾病对其身体和精神的影响而造成的各种失能而延伸着。在疾病晚期，失去独立性对很多人来说是很难接受的，有时候会引发缩短寿命的愿望。

在患者死亡之后，家属首先有很多手续要办，有实打实的事情需要处理。但是，当这些都完成了之后就会出现一个幽深的空洞。此时，亲属和好朋友们不要在意处于悲伤中的死者家属显示的拒斥态度，这非常重要。伤痛中的人需要一定的结构支撑，但是他们自己经常无法做到。一位失去丈夫的女性曾经这样说："给我带来最大帮助的人，是那些总会来到我这里、不管我情绪好坏都不介意的人，他们无条件地在这里。"由临终关怀协会或者教会、社区提供的悲伤陪伴，也会非常有帮助。

人们用多阶段模型来描述悲伤。不过，近年来悲伤研究获得的最重要的认识或许是：悲伤不是一个早晚会"过去"的线性过程，而是一个终生相伴并且作用于身体、心理、社会和精神层面上的螺旋式过程。这意味着，强烈的悲伤与相对平静时期会交替出现，无法预言哪个阶段在何时开始、何时结束。身处急性悲伤阶段的人会感到负担沉重，一定程度上失去工作能力——这很正常，也不意味着这是病态的悲伤过程。只有当影响日常生活的状况持续六个月以上或者出现了自我毁灭的冲动时，才可以考虑这是严重的悲伤，需要寻求心理治疗的帮助。造成复杂的悲伤过程的主要风险因素包括：遭遇自己子女的死亡，面对身边的突发死亡，短时间内遭遇多次死亡的情况，以及面对自杀造成的死亡。

按照 J. 威廉·沃尔登（J. William Worden）[①] 的观点，悲伤者有四个任务需要达成：

把损失当成现实予以接受；

体验并经历伤痛；

适应新的环境，一个没有亡者在自己身边的环境；

在情感上给亡者一个新位置，学会带着回忆继续生活。

[①] J. William Worden: *Grief Counselling and Grief Therapy*. New York: Springer 2008.

失去所爱的人，这一损失无法成功地避而不谈或者找到完全的替代——因此，第四个任务是很重要的。不要去填补这种空洞，而是带着它去生活。请原谅我用这个比喻：这就像是一块瑞士奶酪一样，越成熟，上面的孔洞就越大。没有孔洞的瑞士奶酪就不是优质瑞士奶酪。人的行为也类似，年龄越大，我们的人生中积攒起来的痛失也就会越多——这不限于死亡的情形。能够在生活中留出一方之地来安置损失之痛，把出现的孔洞作为我们身份认同的一部分来接受，带着回忆继续生活——这是个人成长的一部分，能让人变得成熟。

第四节　精神陪伴

难以置信，

精神会给身体

带来多少力量！

威廉·冯·洪堡（1767—1835）

如前文已经提到的那样，世界卫生组织定义的安宁疗护将生理、心理－社会和精神层面的问题放在同一层级上来处理。在医学中，这种从整体入手的做法虽然有着古老的根基（我们只需想到萨满），但是在近现代历史上，尤其是在 20 世纪的下半叶，由于医学的科学化和技术化，这些医学传统几乎完全被遗忘了。

德国医院里经常有牧师提供宗教服务，这些牧师在医院中的地位，就是一个很能说明问题的例子。以前，牧师们几乎从来不会被医生注意到，牧师与医疗团队之间几乎从来没有任何沟通。牧师的角色经常限定于举行特定的仪式，尤其是为临终者或者已经死亡者举办仪式。这份工作完全不具备吸引力，在某种程度上，教会也惩罚性地让最差的牧师到医院里去做神职服务。

不过，最近几十年来教会有发生转变的迹象。一方面教会已经认识到，正视身处医院之人的精神需求，属于精神抚慰最重要的工作领域之一。教会越来越多地将最有才华的牧师派往医院。天主教和新教的协同模式越来越受到牧师们的认可，尽管在其他方面还都在原地踏步。医院里的精神抚慰工作从一个边缘现象，变成（基督教这个）大型宗教共同体中牧师业务的一个重点。

当然，也存在着与这一趋势并行、通向另一方向的发展，即把"精神"（Spirituali-tät）概念从一种完全宗教性的、与教会连在一起的设想，变成单独个体的私人之事（有信仰而无归属）。这一趋势让教会感到不安，他们不情愿地看到，在自己的核心作用领域，他们的阐释不再具有权威性。

（医学中的）精神到底是什么？

任何想给"精神"以定义的尝试注定会失败。人们充其量可以接近这个概念。德国安宁疗护学会的精神抚慰工作组在2006年提出的定义如下："在'精神'一词下，可以是内心态度、内在思想以及一个人对人之意义的追寻——他或她尝试着以此来面对人生的经历，尤其是生命遭受的威胁。"这个定义清楚地表明，"精神"是极为个人的（内在的）事情，与生命意义有关。在最为困难的情境下（生命面临威胁）对个体而言，精神是一种资源。将这种资源激活，让患者及其家庭成员意识到这种资源，这是生命终末期精神陪伴最重要的目标之一。

精神、价值观和生命意义

许多学术研究已经提及生命终末期价值观的含义、对人生意义的设想以及它们与精神的关系。

2008年，心理治疗师马丁·费格（Martin Fegg）进行了一项关于濒死者价值想象的研究。他采用了问卷调查的方式，覆盖了全球各地的两万人。[①] 问卷涵盖了一

---

① Fegg MJ, Wasner M, Neudert C, Borasio GD: Personal values and individual quality of life in palliative care patients. *Journal of Pain and Symptom Management* 2005, Bd. 30, S. 154–159.

些普遍性的基本价值，这是在所有文化当中都可以找到的。这份问卷的第一条轴线涉及基于自身的价值（权力、享受、自我实现），与之相对的是利他性质的价值，如普世主义（为世界的命运而忧心）和仁慈（希望利他）。这项研究的结果非常明显地表明，面临死亡的人发现了他人的价值，在受访的全部重病患者身上，无论其宗教信仰或疾病性质如何，都能看到他们的价值观转向利他主义——与"健康的"普通民众呈鲜明对比。造成这种情况的原因，也许是已有的与疾病搏斗的过程，也许是他们的优先事项发生改变——年龄增加会出现这种情况（见下文）。这样做的回报是更高的生活质量，尽管他们已经重病在身，预期寿命有限。

正如各种科学研究显示的那样，生命终末期的生活质量并不取决于生理上的行动能力。[1] 关于重病患者价值观的研究表明，人在面临死亡之时会认识到真正重要的是什么。价值观转而"从自我当中"走出一步，走向利他主义方向。因此，可以说，这种价值也是"自我超验"性质的。

在另一项系列研究中，马丁·费格展示了一般人群不同年龄阶段中的意义赋予领域。这些数据是按照他自己设计的"个人生活意义评判尺度"（Schedule for

---

[1] Neudert C, Wasner M, Borasio GD: Individual quality of life is notcorrelated with health-related quality of life or physical function in patients with amyotrophic lateral sclerosis. *Journal of Palliative Medicine* 2004, Bd. 7, S. 551–557.

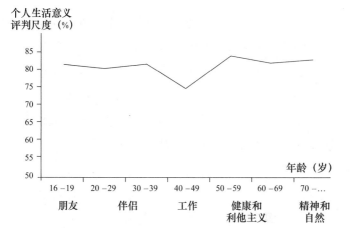

图 4.2　德国普通民众不同年龄阶段的意义赋予领域以及
对自身人生意义平均满意程度 ①

Meaning in Life Evaluation，简写为 SMiLE）来采集的，
如图 4.2 所示。

　　非常有意思的结果是，众所周知的"中年危机"，在
这项调查中正好映射出人生中间阶段的意义危机，恰好是
在生活中工作有着最高优先度的阶段。好消息是，情况会
随着年龄增加而变好，其他领域会变得重要起来，其中包
括利他主义、精神和自然。对自身生活意义的满意程度又
上升到与青少年时期持平，尽管此时的预期寿命短多了。

----

① Modifiziertnach: Fegg MJ, Kramer M, Bausewein C, Borasio GD: Meaning in
Life in the Federal Republic of Germany: results of a representative survey with
the Schedule for Meaning in Life Evaluation (SMiLE). *Health and Quality of Life
Outcomes* 2007, Bd. 5, S. 59.

这些数据非常清楚地表明，我们需要非常好地认识到，精神是生命终末期潜在的意义赋予领域。在安宁疗护和临终关怀服务中，如果这一资源能对当事人有用的话，不同职业群体的任务便是将这一资源激活。

医生的角色

在《圣经·诗篇》第90章中，有一句引人注目的话："主啊，请教导我们记住，我们必须死，因此我们会变得智慧。"佛陀也曾说："在所有的冥想中，关于死亡的冥想最高级。"当一个人思考死亡时，精神性这一话题自然而然就出现了。我们对此做了一个调查，当医院里的患者被问到"您想和牧师谈话吗？"时，最常见的回答是："我到这个份儿上了吗？"当我们医生向患者问及"在最宽泛的意义上说，您会认为自己是有信仰的人吗？"时，其中87%的人会回答说：是。这意味着，十位患者当中有九位是有信仰的，而且这是在我们这个世俗化的社会当中。事实证明，在涉及生命终末期的精神性问题时，这是一个很好的开场问题。大多数受到询问的安宁疗护患者都认为，这种谈话是有帮助的，让他们如释重负。当患者被问及最愿意与谁继续这些谈话时，医生甚至比牧师更受欢迎。患者的话说出了真谛："我更愿意与您（医生）谈这个话题，因为您更客观。"

的确，面临死亡的患者似乎非常在意被医生当作完整的人，而精神性这一领域自然也在其中。在一定意义上，这也是回归到医学的根基——在那里，精神层面和愈疗层面连在一起，不可分离。这又让人想到萨满或者药师。在这一背景下，看到成立"精神照护"（Spiritual Care）这一新专业，让人倍感欣慰。精神照护不只是受（基督教）教会影响的精神抚慰，它涵盖了对患者的全面照护——来自牧师、医生以及医护系统所有职业群体共同践行的照护。[①]

2010年，慕尼黑大学有了欧洲第一个"精神照护"教授职位，设立在安宁疗护讲席之下，与德国的教会情况相适应，该教授职位由两位神学家共担，其中一位为天主教，一位为新教。尽管设立这一教授职位使用的资金全部由德国科学资助者协会（Stifterverband für die Deutsche Wissenschaft）提供，此举在医学系还是遇到很大阻力。一位非常资深的医生和教授严肃地问：精神照护与熏香治疗究竟有什么区别？这种阻力也让人从中看到，现有的医疗机构很难平等地接受医生之外的其他专业工作。如今这个教授职位下的工作已经很好地融入医学系里的工作，开设的课程也受到大学生们的欢迎。要

[①] Frick E, Roser T (Hrsg.): *Spiritualität und Medizin. Gemeinsame Sorge um den kranken Menschen.* Münchner Reihe Palliative Care, Bd. 4. Stuttgart: Kohlhammer 2009.

想将精神维度重新整合进现代医学当中，这是重要的第一步。

精神陪伴人的角色

对于是否希望与精神陪伴人谈话这一问题，另一个经典的回答是："不过，您知道，我不是一个很有宗教感的人。"对此我们有一个标准回答："我们的精神陪伴人也是这样的！"一般而言，这种对话带来的笑声会让我们可以谈到，在安宁疗护中的精神陪伴到底意味着什么。梳理患者的生平是这一工作的核心，尝试着在他或她过去、当下和未来的生活（尽管未来的这段不会很长）中找到意义，这会给患者带来支撑。此外，属于这个类别的工作还有：处理尚未解决的冲突、回忆许多已经忘掉的美好事物，也许——但不必须——将自己经历过的情形升华到超越自身（超验）的意义关联当中。

梳理生平的另一种可能性是，完成一个书面的一生总结，作为所谓的"遗存"留给家属和后代。这个方法是加拿大医生哈维·乔奇诺夫（Harvey Chochinov）博士提出的，称为"尊严疗法"（Dignity Therapy），得到许多患者的积极反馈。[①] 这表明，在生命终末期把一些痕

---

① Chochinov HM, Kristjanson LJ, Breitbart W, McClement S, Hack TF, Hassard T, Harlos M: Effect of dignity therapy on distress andend-of-life experience （转下页）

迹留在世界上，这对许多人来说是多么重要。

从前医院牧师的主要任务——主持仪式（祝福、涂膏、忏悔、圣餐），如今在时间上只占医院牧师工作中很小的一部分。一项对德国巴伐利亚州8个临终关怀站和安宁疗护站的个案研究（有250个受访对象）表明，所有个案都包含较长的谈话，但只有55%的个案做了仪式（包括祷告或者祝福）。有意思的是，在牧师只与家属接触过的个案中，都没有举行仪式。[1]精神抚慰的工作如今也在发生重大转变，与此同步进行的是，这一工作对跨教派对话和多职业对话能力的要求也在增加。

团队的角色

精神抚慰需要团队合作——这在与重病患者和临终者打交道中一再凸显出来。首先，团队成员反思自身的精神性，是他们在这一领域从事工作的重要先决条件。有一门精神照护课程主要就是围绕这一角度展开的，这既能够改善听课者自身的精神状态，同时也能持久地改

（接上页）in terminally ill patients: a randomized controlled trial. *Lancet Oncology* 2011, Bd. 12, Heft 8, S. 753–762.

[1] Roser T, Hagen T, Forster C, Borasio GD: Einblicke in die spirituelle Begleitung am Lebensende. Empirische Erhebung in Hospiz und Palliativbereich.*Zeitschrift für Palliativmedizin* 2010, Bd. 11, S. 130–132.

善他们对自己的工作以及对同事的态度。[①]

经常是一些无意中的暗示和片言只语或者对梦境的讲述，才让人最好地从中了解一位患者在精神上的困境和需求。这些信息也并不总是都发送到同一个人那里。只有在纵观中，或多或少隐藏的线索才突然显出意义。去抓住这些信号，这是安宁疗护团队所有成员的任务。相应地，精神抚慰不只是牧师的任务，而且是整个团队的。患者自己会判断，愿意由谁来陪伴自己的精神旅程——陪伴者可以是护士、心理学家、临终关怀助手、牧师或者医生。有时候，角色界线并没有特别清晰的界定，如同下面这个小故事显示的。

W女士，一位87岁的乳腺癌晚期患者，因为"不安"而需要我去检查。在检查时我发现，这是一位招人喜欢、娇小玲珑的老太太，没有任何急性生理痛苦，症状控制也非常好。当我问及她的恐惧时，她对我讲述说，她特别害怕死亡，忧虑死后会怎么样。在随后的一个小时里，她给我讲了自己的一生。我听着，没有去打断她的独白。在那之后，她变得安静一些了，我们道别。当然，我去她那里时有表明自己职业的全部标志，带着名字的白大褂、听诊器等。当天下午，当负责那个病房的牧师前去巡查时，W

---

① Wasner M, Longaker C, Fegg MJ, Borasio GD: Effects of spiritual caretraining for palliative care professionals. *Palliative Medicine* 2005, Bd. 19, S. 99–104.

女士说："您今天不用来了，牧师来过了。"①

这种轶事让人忍俊不禁。再仔细想一下，我们就会提出一个问题：一位除了倾听什么都没做的医生，被一位神志完全清楚的患者下意识地当成另外一个职业的人，因为倾听显然不符合她头脑中的医生形象——至少大学医院里的医生是不会听患者说自己生平的。我们可以从中看到医疗保健体系中的哪些问题？

结论

"精神照护"最重要的信息之一是：我们大家都希望做到，能够理性而放松地看待自身的终结性。这要求我们对自己的优先事项、价值观、信念和希望做平静而反复的思考，这最好在与人——与最亲近之人——的对话中进行。可惜的是，这在生活中很少发生，或者即便发生也经常太迟了。让我们就从此时、此地开始，花时间来做这件事。②作为思考的座右铭，也是为了让我们记得去这样做，也许我们可以想到那古老的召唤，每天在最后一次冥想之后，禅宗寺院就会回响起的诵念声：

---

① 这句话的原文是巴伐利亚方言。

② 值得推荐的一本书：Christine Longaker, *Dem Tod begegnen und Hoffnung finden*, München: Piper 2009。

一件事我要让你们记在心中

生和死是件严肃的事情。

一切都会快速消逝。

要完全清醒，

绝无疏忽，

绝无懈怠。

第五章 冥想与重病

纵有全部科学，谁能说出来，

光是怎样、在何时

进入灵魂的？ [1]

亨利·大卫·梭罗（1817—1862）

M 先生在 48 岁时患上肌萎缩性脊髓侧索硬化症 (ALS)，此前他是一位成功的商人。ALS 是一种无法治愈的疾病，会造成行进性肌肉萎缩和瘫痪，患者在两年到三年内会因呼吸道瘫痪而死亡。他第一次来到我们的门诊部时，病情已经很严重，胳膊和腿几乎完全瘫痪了。他就是通常意义上所说的"需要护理的人"。正因如此，我才对他的安宁神态及平和越发惊讶。他的说话能力仍然完好

---

[1] Henry David Thoreau: *The Journal of Henry David Thoreau 1837–1861. New York Review Books Classics* 2009, p. 60.

无损。他告诉我说，确诊后他有过严重抑郁并有自杀的想法，在朋友的建议下转向冥想，这从根本上改变了他对生活的态度。他曾经对我说："您知道，虽然听起来很奇怪，但我认为自己今天的生活质量比生病前要好，尽管我有严重残疾。以前我很成功，但没有时间，压力很大。现在我有很多的时间，而且最重要的是，我学会了好好度过这段时光，简简单单生活。"

人们的第一反应，也许会怀疑此人有没有心理健康问题。怎么可能会是这样呢，有 ALS 病比没有病时还更幸福？对于许多熟悉这种疾病的医生来说，被诊断为 ALS 会成为很多患者立即自杀的理由。仔细思考的话，M 先生的这些话让我们作为医学从业者的整个价值体系、我们的治疗方案和行事伦理受到质疑，因此会马上宣布这种想法为病态。只有一点不容置疑，M 先生身上没有任何精神疾病的迹象。他非常放松，可以看出他正在努力让谈话对每个人来说都尽可能愉快。在进一步的谈话中，实际上他感觉到的"更幸福"并不是指向这个词在一般意义上的含义。他的残疾、日益逼近的呼吸道瘫痪、对失去语言能力的恐惧，这些他都非常痛苦地意识到了。"但是，"他说，"问题正是在这里，有意识。至少现在我意识到我在经历什么，而以前没有。因此，即便是小小的愉悦，我也有强烈的享受感。"

不得不说的是，M 先生及其家庭经济状况不错，可以负担得起全天候的专业护理。但是，这远不足以解释他那令人钦佩的内心平衡。许多经济条件同样好的患者，却无法坦然一些地接受疾病。M 先生是我遇到的第一位用冥想方法来应对疾病的患者。

M 先生的最后几个月是在家里度过的，夜间需要戴面罩辅助呼吸。当疾病进展到白天也需要呼吸辅助时，他决定停止使用家用呼吸机。通过气管切开术的长效呼吸辅助设备，他坚决拒绝。我们将他安排到安宁疗护站，以确保他会在濒临死亡的阶段得到的药量，足以缓解他的呼吸窘迫。令整个安宁疗护团队大为惊讶的是，M 先生在与妻子和家人告别后便陷入深睡，随后进入昏迷状态，没有发生呼吸窘迫的情况——他在几个小时后平静地去世。M 先生死亡的情形也传递出一个信号。在此之前，我们的安宁疗护站很少接收 ALS 门诊部的患者，尤其是需要在家中做呼吸辅助的患者。从那以后，我们这两个部门合作得非常好。

M 先生的个人情况当然非常特别，但他并非孤例。H 女士，一位 49 岁的 ALS 患者，在几年前告诉我们，早在发病之前她就已经开始做冥想练习。自确诊后，她的冥想练习变得更加深入了。我们注意到，她对自己的疾病采取了非常务实的态度。在自助小组里，她也给其他患者带来了积极的影响。如今 H 女士自己领导一个自助小组，给同组患者们提供冥想技术的指导，非常受欢迎。

米奇·阿尔博姆（Mitch Albom）在《相约星期二》[①]这本出色的书中，描述了美国社会学教授、ALS 患者莫里·施瓦茨（Morrie Schwartz）生命中最后几个月的情况。施瓦茨几次与从前的学生相约见面，向他讲述了关于生命和死亡的重要真义。这本书出现在美国畅销书排行榜上，长达几年时间。莫里·施瓦茨无疑是个非凡的人，早在患病之前，他就具有深刻的博爱精神以及对人的洞察。然而，值得注意的一点是，在确诊之后他将余生中很大一部分用于学习和实践冥想。尽管病情日益加重，他还能够保持令人钦佩的冷静和沉着。我们只能推测，冥想是让他能做到这些的先决条件之一。他的冷静和沉着让读者深受启发，也让我联想到 M 先生的态度。

冥想是什么？

让我们首先确定一下冥想不是什么，也许会有帮助。冥想不是一种放松技术。冥想不是一种充满异国情调的远东仪式，只有佛教徒或者禅宗修行者才能正确地

[①] Mitch Albom: *Dienstags bei Morrie. Die Lehre eines Lebens*. München: Goldmann 2002.

实践（事实上，目前在基督教社区和教团中有一种回归冥想实践传统的强烈趋向）。冥想不是为了预防疾病症状出现，更不是为了阻止疾病进展。但是，它可以改变人们对待自己的疾病以及看待自身生活的方式。

冥想的历史可以追溯到 2500 年前，也许还更久远。它在佛教传统中最为著名，在佛教的精神道路上，冥想是主要的角色。不过，冥想因素在全部主流宗教中都能找到，尤其是在各种宗教的神秘主义派别当中，如印度教的苦修派、伊斯兰教的苏菲派、犹太教的哈西德派或中世纪的基督教神秘主义者。

冥想有着无数种定义——有些是务实的，有些是诗意的，有些是神秘的，但它们都无法传达冥想的本质。冥想的最佳定义之一是"止于此在"（nur Da-Sein），另一个定义是单纯的"觉悟"。一部重要著作《禅与脑》的作者詹姆斯·H. 奥斯汀（James H. Austin）博士说："（冥想）是一条通向清澈的、停止思考并将这种清晰的觉醒移至日常生活的道路。"就冥想技术而言，伟大的禅宗大师道元（1200—1253）曾言："从一切执念中解脱出来……不考虑善恶，不判断是非。停止思想、意志和意识的活动；停止一切欲望、构想和评判。"西藏上师降央钦哲（又称蒋扬钦哲，1896—1959）仁波切曾说："当你完成一个想法，在开始另一个想法之前，不是有一个小间歇、一个小缺口吗？好，那就把它延长！这就是冥想。"

冥想无法完全用语言描述，必须去体验它。冥想没有直接的"目标"，只是让我们意识到当下时刻的美好和珍贵。如果你去尝试冥想，你可能在开始时会注意到，周围发生的事情不再那么取决于你的想法和感觉，更加"居中"。随着时间推移，你会意识到，所有造成痛苦和恐惧的原因，正如所有快乐和幸福的源泉一样，都在我们自己身上。最终，冥想练习会让我们对自己、对其他人的爱和共情蓬勃绽放。

冥想有不同的类型：超验冥想、觉醒冥想、藏传冥想、禅宗冥想等，它们都遵循相同的基本原则。对不同冥想技术的详细描述，将超出本章的范围。对我特别有帮助的一本书是尤·卡巴特－金的《通过冥想获得健康》。①这本书描述了马萨诸塞大学医学中心基于冥想的减压计划，书中的指导也适合"尝试者"。如今在互联网上也有很多有帮助的说明，比如网站www.whatmeditationreallyis.com（目前这个网站仅有英语、德语等版本）。

为什么冥想可能对重病患者有帮助？

当一个人得知自己罹患能危及生命之重病时，他看待生活的视角会发生极端转变，所有的长期计划或目标

---

① Jon Kabat-Zinn: *Gesund durch Meditation*. München: Knaur 2011.

都必须放弃或改变。对重病的适应过程，一般都从抑郁和压抑这一痛苦的阶段开始，而后才有可能接受疾病。时间有限，死亡成为一个必须接受的具体现实。对我们每个人都是如此，但是大多数人会尽可能地推迟去直面死亡的问题，直到最后已经太晚。所有重要的精神性传统都强调，将死亡融入我们的生活，这是多么重要。一本非常美，也非常值得一读的书是索甲仁波切的《西藏生死书》。

为什么重病患者要把宝贵的时间投入冥想这样耗时费力的事情上呢？答案是：除非他们真想，否则就不应该做。在患病初期，大多数人主要在寻找治愈或至少是延长生命的方法。随着疾病的进展，许多人意识到自己"拥有的时间既太多又太少"——这是一位患者对我说的。离死亡到来的时间太短，可是平常生活里的大部分活动由于疾病而不能再进行了，所以时间又显得太多。丧失身体机能以及独立性，这经常导致愤怒和沮丧。然而，做冥想不需要任何特殊的身体能力，它需要的是完好的头脑、一点时间和坚定的决心。

正如上文已经提到的，冥想的核心之一是放手或"不抓"。我们一直去抓住生活中某些愉快的方面，尤其是在有可能失去它们的时候。冥想可以帮助我们放弃，接受事物的真实面貌。在患有严重疾病的情况下，这可能是最困难的心理学任务，但在这方面取得成功的人

（无论是通过冥想，还是通过其他方式），生活质量的巨大提升就是其回报。

在许多危及生命的疾病中，患者的智力和情感能力可以保持不变，直到死亡来临。不过，这是一把双刃剑。清醒的意识在考虑到未来的疾病进程时会带来持续的恐惧，并最终催生出虚无主义的态度（"没有人可以帮助我"）。在个别情况下，这可能导致患者请求医生将其生命缩短。另一方面，健康的心智能力也可以转化为对自身的助益，从而制定适当的策略来应对疾病，提高自己（以及亲属）在生命剩余时间的生活质量。

菲利普·西蒙斯（Philip Simmons）的一生是一个令人钦佩的例子，尽管他身患重病——或者正因为身患重病——却能让自己适应并完成精神的成长。他的著作《学会跌倒》[①]值得推荐给所有罹患不治之症的患者及其家属。菲利普·西蒙斯在 ALS 疾病中挣扎，借助冥想实现了令人难以置信的内心平静和随遇而安。这可以从下面这段引文中窥见一斑。

当我们接受自己的无常，当我们放下对事物的执着，如其本来的样子，那么我们就向恩典敞开自己。当我们在意识到自己死亡时能够保持平静，当我们有勇气甚至看着孩子的

[①] Philip Simmons: *Learning to Fall. The Blessings of an Imperfect Life*.New York: Bantam 2003.

脸说，"这朵花也会枯萎，也会不复存在"，当我们能感觉到死亡在走近，能认识到死与生的正当性如出一辙时，我们就被摆渡到那遥远的彼岸。在那里，死亡不再让人害怕；在那里，我们能获知已经为我们的生活设定好的永恒尺度。

结尾的提醒

希望上述所言，不要让读者觉得，冥想对所有人或者对大多数患有重病的人都是正确的通道。对于特定患者及其家属而言，哪种应对疾病的策略是"正确的"，无法预先设定，必须尝试。卫生健康领域的专家们可以提供在类似情况下对其他人有所帮助的方法。毫无疑问，冥想给一些患者带来帮助。除了提供这一信息之外，本章并无其他目的。如果你觉得，这对你来说也许会是个好办法，那就尝试一下。如果你愿意，可以写信告知你的经验、教训——这在未来也许能对其他人有所帮助。①

---

① 本章内容基于本书作者的一篇文章，该文章发表在论文集 *Amyotrophic Lateral Sclerosis: A guide for patients and families* 中, Mitsumoto H. (Hrsg.), New York: Demos Medical Publishers 2009, pp. 291–296。

第六章　饥渴而死？生命终末期以及失智症或植物人患者的营养和水分供给

　　谈论在生命最后阶段的进食、进水问题，谈论者常带有浓重的感情色彩。原因也许在于，人最初的依恋经验一般是通过消除饥渴来获得的。因此，进食话题触及人类生存状态的原型。"饿死""渴死"就如同画在墙上的恐怖幽灵一样，阻碍着出于理性而讨论在死亡阶段人为进食、进水带来的利弊。这并非罕见的情形。对于医生实行的死亡陪伴，联邦医师公会（Bundesärztekammer）2004 年的基本准则已经正确地指出（并在 2011 年得到确认）："这一帮助（指医生的死亡陪伴）是安宁疗护的一部分，因此也属于提供基础照护的项目。一直给食、给水并不属于此范围，因为这对于临终者可能构成沉重的负担。然而，主观感觉到的饥饿和口渴必须消除。"①

---

① Bundesärztekammer: Grundsätze der Bundesärztekammer zur ärztlichen Sterbebegleitung. *Deutsches Ärzteblatt* 2004, Jg. 101, S. A1298 ff., sowie 2011, Jg. 108, S. A346 ff.

健康者和临终者的营养和液体缺乏症

我们想象中的那些停止进食进水之后死亡的情形，主要受到来自世界上食物匮乏地区的图像和信息的影响。在健康人的身上营养不良以及液体缺乏造成的后果，见表 6.1。

表 6.1　健康人营养不良和液体缺乏的后果

营养不良	液体缺乏
消瘦	皮肤干燥
肌肉萎缩	干渴感
肝脏肿大	口干
由于缺乏蛋白质导致的腹部水肿	便秘
脉搏和血压下降	昏睡
褥疮	神情恍惚、不安
疲劳	谵妄

不过，这一系列令人恐惧的症状在临终之际都没有意义。此时更为重要的问题是：当临终者不能再进食、进水之后，他们会有倍加痛苦的饥渴感吗？为了阻止这一情况的发生，应该通过人工手段给他们进食、进水吗？面对这种情况，答案都是否定的。

在生命的最后阶段，尤其是在年长者身上，人体消耗的能量超过所能接受的能量（所谓的"分解代谢状态"）。原因在于，即使患者摄入"正常"的食物量，身体也无法再吸收，哪怕高热量的营养也无法再改变这一点。因此，生命末期的体重下降是无法避免的。为了解除饥饿和口渴的感觉，极少量的食物和液体就足够了。在真正的死亡阶段，患者都没有饥饿感。

临终阶段的口渴感取决于口腔黏膜的干燥程度，而不是摄入的液体量。造成临终阶段口干的原因可能包括：药物、真菌感染、局部辐射、输氧或通过口腔呼吸。由此可见，预防和治疗临终阶段的口渴感，必须通过避免和处理口腔干燥来进行（而不是通过人为补充液体）。这要按表 6.2 中提到的原则进行。

表 6.2　口干的预防和治疗

- 避免使用会造成黏膜干燥的药物（如抗胆碱能药物）
- 持续的口腔和嘴唇保湿护理
- 人工唾液
- 避免使用柠檬和甘油
- 避免输氧
- 口含小冰块
- 少量的液体（滴入口中）

在临终阶段减少液体摄入有许多好处：减少呕吐，减少咳嗽和黏液，减少细胞组织以及肺部和腹部的水潴留（"水肿"），减少疼痛。[①] 此外，由于液体摄入量减少，

————————

① 比如，癌症患者通过减少肿瘤以及周边的水肿，也能减轻对周围肌体组织形成的压力，从而减少疼痛。

大脑中所谓的"内啡肽"（人体自身中类似于吗啡的递质素）的释放增加，这具有缓解疼痛和改善情绪的作用。总的来说，在轻度缺水状态下死亡，在生理学意义上，这会让身体在死亡过程中负担最小。相反，在临终阶段输入液体，特别是与不必要的输氧组合在一起，会明显导致痛苦增加，这在第七章有详细描述。

在这方面，荷兰的一项研究数据非常值得注意，其对象是护理院中放弃人为进食、进水的晚期失智症患者。[①]这些数据的采集，使用了一个特别为失智症患者而制定的痛苦度指数——由于这些患者没有沟通能力，痛苦度的认定基于外在观察。依据这一痛苦度指数，可以肯定的是，在决定不采取人为进食、进水之后，患者的痛苦状态在持续下降。从做出这一决定到死亡的这一区间内，患者的痛苦指数状况似乎一直在变好。

另一个信息来源是《新英格兰医学杂志》上发表的关于临终关怀护士的经验报告，这些由护士陪伴的患者要通过有意识地放弃进食、进水来主动结束生命。[②]这种情况从根本上与临终阶段不同，这些患者虽然病情严重

---

① Pasman HR, Onwuteaka-Philipsen BD, Kriegsman DM et al.: Discomfort in nursing home patients with severe dementia in whom artificial nutrition and hydration is forgone. *Archives of Internal Medicine* 2005, Bd. 165, Heft 15, S. 1729–1735.

② Ganzini L, Goy ER, Miller LL et al.: Nurses' experiences with hospicepatients who refuse food and fluids to hasten death. *New England Journal of Medicine* Bd. 349, Heft 4, S. 359–365.

但并非行将死亡，他们有意识地决定通过停止摄入液体和食物来缩短生命。在307名护理人员当中，有102人至少一次经历过这样的情况（作者在德国护理大会上发言时进行的非正式询问显示，大约50%的护理人员有类似的经验）。显然，这是一个普遍存在但被忽视的现象。美国的研究数据显示，85%的相关患者会在15天内死亡。护理人员回顾式地以从0到9的数值，来评估这些患者的死亡过程（0=可以想象的最可怕的死亡，9=可以想象的最平静的死亡）。这些患者死亡痛苦指数的中位数是8，这意味着，这些患者通常会经历一个非常平静的死亡过程。

这些数据与临床经验一致：由我们护理的失智症或植物人状态的患者中，在临终阶段根本没有采取人为进食、进水者或者及时终止者——他们或者已经没有存活指征，或者有明确的患者意愿——都无一例外平静地死去。在很多个案中，负责的护理员报告说，在结束人为供给营养和液体之后，可以观察到患者的痛苦状态在减轻。

综合而言，从这些数据和经验中可以得出如下结论：在临终阶段，一般不应进行人工供给营养和液体。这是确保死亡能够自然、平静地进行的最佳方式。在医学界也是如此：没有例外，也就不存在规则，即任何规则总有例外——但个别例外需要找到明确的理由。下面的个案可以说明，人为地摄入液体毕竟是一种医学手段，其指征和剂量总是必须适应患者当时的状况。

这位 88 岁的娇弱女士因股骨颈骨折被转诊到一家大医院的急诊科。她有心脏瓣膜病。在对骨折进行手术后，她的病情因一次较轻微的心脏病发作而恶化。她尤其深受呼吸窘迫之苦，总体状况非常糟糕。治疗团队甚至也向安宁疗护医生咨询，因为大家都预计她很快就会死亡。X 光片清楚地显示出肺部积水。所以，安宁疗护医生的第一个问题，就问及给她的液体量。答案是：这位女士每天通过静脉输液，体内获得 1000 毫升液体。考虑到她的心脏情况以及体重，这虽然有点儿高，但也尚在可行范围内。不过，查看医疗记录后发现，这名患者在手术后因为无法吞咽，除了前面提到的 1000 毫升液体之外，每天还输入了 1500 毫升的流质营养液。此外，由于无法吞咽，所有药物都改成了静脉注射，每种药物都有少量液体（所谓的"短输液"，通常为 100 毫升），况且药物很多，包括抗生素、止痛药、防止黏液产生和抗恶心的药，以及利尿药。利尿药似乎特别有必要，因为如果把所有这些药物的液体量再加上流质营养液加在一起，这是 3050 毫升。因此，患者体内每天总共被注入超过 4 升的液体，这就是她的状况那么糟糕的原因。在把液体量减少到低于原来量的四分之一后，她的情况迅速好转，呼吸急促的症状消失，并可以被转到康复机构了。

人为进食与失智症

患有严重失智症的患者在失去活动能力以及沟通能力后，即便有人耐心地给他们喂食（由于工作人员短缺，大多数护理机构都不可能做到这一点），他们也会无法通过自然方式让自己获取足够的营养。最晚到此时——由于护理经济效益的原因，往往要早得多——人工进食就会开始实施，即穿过腹壁直接把管子接入胃里（所谓的"经皮内窥镜胃造口术"或 PEG 管）。理论上，PEG 管给养、给水可以服务于许多合理的治疗目标，其中包括：

- 延长寿命
- 改善营养状况
- 提高生活质量
- 改善褥疮的伤口愈合
- 减少吞咽造成的窒息

原则上，每一个目标本身都非常值得实现。然而不幸的是，所有相关科学研究都表明，给晚期失智症患者安装 PEG 管无法实现其中任何一个治疗目标。[1] 相反，

---

[1] Sampson EL, Candy B, Jones L: Enteral tube feeding for older people with advanced dementia. *Cochrane Database of Systematic Reviews* 2009, 15.April, Bd. 2, CD007209.

使用 PEG 管的失智症患者面临的感染和死亡风险都明显增加。因此，给晚期失智症患者放置 PEG 管不仅无效，而且有害。所以，按照现代循证医学（也就是说基于科学数据）的规则，该按照上述结论行事。这一领域最著名的专家之一拉迪斯拉夫·沃利塞（Ladislav Volicer）教授早在 2004 年就指出："人工进食利弊之间的不平衡促使我们建议，人工进食一般不应该用于晚期失智症患者。"[①]

尽管如此，在德国被采用 PEG 管的患者每年新增逾10 万，绝大多数都在护理院中，其中 70% 以上是失智症患者。如果我们把这一点与第七章中描述的在患者死亡阶段输液和输氧的做法结合起来考虑，就不可避免地得出以下结论：目前德国的医院和护理院中有许多出于最良好意图的做法，却是在无意地、主动地妨碍一个人平静地死去。

有什么其他选择吗？归根结底，这是要重新发现可以被称为"充满爱的放手"这种态度——为了能（重新）允许自然死亡的发生，有时候这仅需要有勇气，而不需要额外去做什么。

瑞士在这条路上已经走得比较远：苏黎世州的一项质量准则规定，除具备特殊理由的个案之外，濒临死亡

---

① Volicer L: Dementias. In: Voltz R, Bernat J, Borasio GD et al. (Hrsg.): *Palliative Care in Neurology*. Oxford University Press 2004, S. 59–67.

的失智症患者不可以通过 PEG 管给养。在德国，也已经出现转换思路的初步迹象：在巴伐利亚，社会事务局和州级护理委员会发布了《人工给养、给水指南》，这份指南关注最新的研究结果，并已成为护理院看护人员的工作基础。①

植物人患者的饮食和给水

植物人状态与最小意识状态

生命末期是否应该人为给养、给水，一旦关涉处于植物人状态（指的是持续性的植物状态，缩写为 PVS）的患者的命运时，相关讨论就变得尤为激烈。② 这些患者由于最严重的大脑损伤（比如，因为事故或者因为缺血而造成的缺氧），大脑活动几乎完全停止。然而，更深层的大脑部位还有功能，因此能维持基本的身体功能，如呼吸、心跳和睡眠－醒来的节律。从神经学角度看，植物人患者已经不存在意识，因为负责意识的大脑部位已经不再发挥作用。

---

① Bayerisches Sozialministerium (Hrsg.): *Leitfaden Künstliche Ernährung und Flüssigkeitsversorgung*, im Internet unter, www.arbeitsministerium.bayern.de/pflege/pflegeausschuss/leitfaden.htm.

② Jox R, Kühlmeyer K, Borasio GD (Hrsg.): *Leben im Koma*. Münchner Reihe Palliative Care, Bd. 6. Stuttgart: Kohlhammer 2011.

至迟在一年以后，如果植物人状态没有改善的话，便被认为是不可改变的（"持续性的"）。的确，媒体上总会出现"奇迹般治愈"的报道，植物人在多年之后"苏醒过来"。如果仔细去审视的话就会发现，关于超过三年病程的患者会自发好转的严肃病例报告，根本就不曾有过。此外，大多数这些"有奇迹发生"的患者，按照诊断标准根本就不是PVS患者，而是处于"最小意识状态"（英语为minimally conscious state，缩写为MCS），这是大脑损害程度略轻于植物人的患者。MCS患者——根据最新的研究结果，此前被诊断为PVS患者的"奇迹个案"也应该属于这一类别——显示出意识迹象，尽管非常有限，但他们的预后要稍好。区分这两种状态并不总是那么容易，未来会随着"功能成像"（一种可以使大脑中的代谢过程可视化的方法）的进步而变得容易些。下文中的观点仅仅基于那些有明确的不可逆植物人状态的患者。

植物人营养的指征

上文描述的人为进食原则可以在多大程度上用于植物人患者？在这方面，第一个问题是，在缺少关于患者意愿的相关信息的情况下，对植物人患者的人工进食、进水是否为医学上所需？2010年6月25日，时任联邦医师公会主席的约尔格－迪特里希·霍普（Jörg-Dietrich

Hoppe）教授曾公开声明：

《联邦医师公会关于医生的死亡陪伴问题的基本原则》表明，医生界明确拒绝任何形式的主动死亡帮助。该基本原则明确指出，患有严重脑损伤和持续性无意识的患者，即所谓的植物人患者，与所有患者一样有得到治疗、护理和关怀的权利。因此，包括人为进食的维持生命治疗，要严格遵循患者表达的意愿或可能的意愿。在患者意愿无法明确认定的情况下，维持生命具有绝对优先权。不能仅仅因为他们的植物人状态就被视为已经厌倦活着。[1]

该声明体现了联邦医师公会的态度，对德国医生具有一定的约束力。但是，必须清楚的是，这种态度并非基于科学证据而是基于价值判断。这体现在这句话中："在患者意愿无法明确认定的情况下，维持生命具有绝对优先权。"这句话一开始就提出两个不可改变的立场，即：

1. 如果无法知道植物人患者的意愿，那么就必须做维持生命的处置（并给予营养）。

---

[1] Bundesärztekammer (2010), Statement von Prof. Dr. Jörg-Dietrich Hoppe, Präsident der Bundesärztekammer, zum Urteil des BGH zur Sterbehilfe. Berlin, 25. Juni 2010 (www.baek.de/page.asp?his=3.75.77.8646).

2. 植物人患者的临床状况（包括其不变性）会被无保留地认定为在第一条意义上的"生命"。

这也从根本上指出，一个植物人患者的生物性存在与其他任何人的生命受到同等程度的保护。[①]这一态度得到德国主要基督教教派的生物伦理价值观的支持，尤其是天主教。梵蒂冈在下文描述的意大利的"恩格拉罗案例"中，以极端的方式不仅以生命权的代表者自居，而且提倡植物人患者也有责任活下去。

埃鲁阿纳·恩格拉罗，一位来自意大利北部莱科小镇的21岁的年轻女性，在1992年的一次交通事故中遭受严重脑损伤，随后进入植物人状态。几年后可以确定，她绝无可能再获得任何沟通能力，此时她的父亲贝皮诺·恩格拉罗尝试着以全部法律手段来实现女儿的愿望——这些愿望是可以通过她以前的表述以及证人证言来明确重构出来的：这样的生活她从来都不愿意要。这位父亲希望通过终

① 然而，联邦医师公会在2011年2月发布的新的《关于医生的死亡陪伴问题的基本原则》(*Deutsches Ärzteblatt*, Jg. 108，第7期，第346—348页)，与2004年的版本相比，在涉及植物人患者时，"包括人为进食的维持生命治疗，因此……原则上要保证"的句子不再出现，取而代之的是"处置的方式和范围要依照医学指征，由医生来负责；仅有意识障碍一项不构成放弃维持生命之措施的理由"这一表述。尽管有一定的限定成分，但这是在一个新方向上迈出的第一步：认可主治医生在确立植物人患者延长生命的措施时，可以有个人的决定空间。

止人为进食、进水而让她自然死亡——这应该是符合患者本人的愿望的。这位父亲的愿望被梵蒂冈多次称为"残忍的、不人道的谋杀"。最高法院判决父亲胜诉，贝卢斯科尼政府试图通过一项紧急总统令来阻止法院判决生效。恩格拉罗女士在安宁疗护团队的死亡陪伴下，于2009年2月9日在乌迪内平静去世。第二天，天主教日报《前途报》（*L'Avvenire*，由意大利的天主教主教大会主编、出版）在头条文章中将该父亲称为杀死自己女儿的"刽子手"。①

纳粹残忍的"安乐死"计划，曾经使得超过10万名有心理疾病或精神残障的人遭到谋杀。由此一来，在德国进行关于这一话题或者类似话题的任何讨论，都背负着沉重的历史负担。从历史的经验出发，任何与"不值得活着的生命"这一概念有哪怕一丝一毫关联的讨论，都会因为纳粹的残忍暴行而被扼杀在萌芽之中——这种做法可以理解，但是未必对我们有所帮助。

从医生的角度来看，安宁疗护医学恰好试图在一个人生命的最后阶段把他当作整体来看待，并克服现代医学固有的那种聚焦单一器官之功能的趋势。因此，从安

① Borasio, G.D.: Patientenverfügungen und Entscheidungen am Lebensende aus ärztlicher Sicht. *Zur Debatte* 2009, Heft 4, S. 45–47. Marco Tarquinio, Non morta, ma uccisa (Nicht gestorben, sondern getötet), Leitartikel, *L'Avvenire* vom 10.2.2009.

宁疗护医学的角度看，如果一个人已经处于一种长期而不可逆地无法与周围环境接触、与他人交流的状态，这并不是无所谓的。对于那些长期的、有足够的影像证据来证明其意愿的、处于不可逆植物人状态的患者，就会出现一个问题：仅仅维持生物性存在，是否真的可以当作治疗的目标，是否可以作为绝对的、毫无保留的理由，有责任无限期地为他们人为地进食、进水。这些讨论在未来若干年还会一直陪伴着我们。

第七章　生命终末期的常见问题
（以及如何防止其出现）

在这一章里，我要以具体事例来描述在生命终末期若干最为常见的错误以及后果最严重的问题，并提出有针对性的建议。这些概述只是投向这些问题的一束强光，并不全面，但是确实反映出在护理重病者和濒临死亡者时总会以不同形式出现的问题。

沟通问题

医生与患者之间的沟通问题

许多医生觉得，关于生命终末期的沟通有困难，有时候甚至非常困难（见第四章第一节）。今天的大多数执业医生，都没有受过专门培训。这些谈话对医生来说很困难，这体现在不同方面。人们几乎总会有"医生没有时间"的印象。如果患者或者家属意识到这一点，就已经是不错的开端。更好的做法是，有目标地准备谈话，为顺畅的医患对话创造良好的前提。

提示：如何与医生谈话

患者或者家属在需要与主治医生进行重要的谈话（告知诊断、关于下一步治疗的决定，或者类似情形）时，应该注意以下若干点。

1. 考虑一下，是否需要一位你信任的人陪同。如果是的话，跟这位陪同者事先沟通一下，你最在意的是什么，你想从医生那里知道什么。

2. 定好你跟医生的谈话何时开始，何时结束。

3. 写下你的重要问题（没有所谓的"愚蠢的"问题），谈话时带上这个问题表。

4. 要求不在多人病房里谈话，而是在一个安静的房间里进行单独谈话。

5. 如果可能的话，请医生在谈话期间关掉对讲机，以便你不会受到干扰。

6. 你要开始向医生讲述（如果医生没有主动请你这样做）你已经知道什么，你怎么想的或者怎么猜测的——这样一来，医生可以知道你目前对患者或自身状况的了解程度。

7. 坦言你的害怕、希望和担心，这可以帮助医生来理解你。

8. 只要有什么不懂的事情，马上追问——如果有必要，多次追问，直到你真正明白。

9. 自己做一些笔记，把它们保存好。谁都会忘掉一些事情，哪怕重要的事情也会忘掉，这是很常见的情形。

10. 请医生给你介绍一下，在他提出的治疗策略之外的所有替代方案。尤其要询问其治疗建议的科学依据：对此已经有研究或者有指南吗？[①] 对于已经严重到会威胁生命的疾病，你应该询问一下，纯安宁疗护处置是否会是一种更优的选择，甚至从延长生命这一角度来看也是如此（见下文）。

11. 询问非医疗性帮助的可能性，尤其是在出院之后——根据不同情况，比如自我帮助小组、心理治疗小组、临终关怀服务等。

12. 最后，你要约定下次谈话的时间。

如果医生自己主动提到上面这些点，那么你可以对这位医生给予极大的信任。

家庭内的沟通

当一个家庭成员患重病时，第四章第一节中描述的

---

① 在德国，针对几乎全部重要疾病症状，各专业协会都有所谓的"治疗指南"。这些指南会定期更新，代表了某一领域的最新科学水平。与指南有较大偏离的个别治疗方案，需要有具体理由。更多信息，参见网站：www.awmf.org/leitlinien.html。

"彼此保护"的情形只是家庭内沟通困难的一种可能形式。其余的可能性是：

—— "沉默共谋"：家庭成员之间虽然互相谈话，甚至非常充满爱心地照顾患者，但是避免与病人本人进行关于死亡的任何交流，哪怕他或她自己提到这一问题。

—— 否认：家人很想谈及死亡话题，可能也需要做一些决定，但是患者回避，于是家属不再坚持，尤其是他们害怕可能会被其他家庭成员理解为自己要从中获取好处。

—— 冲突：家庭成员之间就"正确的策略"有分歧，可能是在与患者和医生打交道的方式上，或者在治疗以及处置等问题上。一开始大家会沉默，然后会公开说出来。各方试图将患者拉到冲突的这一方或者那一方，会让患者完全无力做出决定，最后导致患者会无声退缩。其结果是，经常会出现家庭成员互相埋怨的情形，这会给患者的临终阶段以及家属的悲伤阶段都带来很大的负担。

这里没有一个放之四海而皆准的解决方案。负责照护患者及家庭的人需要很大耐心，并进行很多次谈话——全部涉事者在一起的谈话，以及与每个人单独谈话，以便能理解为什么会发生沟通困难。这通常都源于涉事者共同经历的过往，经常也是在短期内无法改变的情况。但是，仅仅是敏感地注意到沟通有问题，这本身就可以带来奇迹。因此，训练有素的社会工作者、心理学家和安宁疗护及临终关怀机构的精神陪伴人，是不可或缺的。

对患者和家人来说，如果他们不在痛苦中将自己孤立起来，如果他们敢于找到自己的社会网络，信任他们的朋友和亲属，与他们一起来面对悲伤和痛苦，此时会是非常有帮助的。有时候，后退一步，同时从"俯瞰"的角度去观察总体情形，包括那些由自己造成的问题，这也有助于成功地达到目标。此外，考虑到表面上沟通内容背后的其他人的需求（也就是说，在某一事件上设身处地为别人考虑），也会有所帮助。对此，大多数情况下，第三方——比如朋友或者治疗师——的帮助是必不可少的。即便如此，也是说起来容易做起来难，尤其是在极度紧张的情况下，这往往是严酷的心理求生。但是，尝试一下还是值得的。

照护团队中不同职业群体之间的沟通

尤其是在门诊部门，安宁疗护团队经常给人的印象是，好像参加照护重病患者的不同的职业群体之间无法协调他们的活动。其结果有时候是一片混乱：医嘱不能及时传达下去和得到执行；时间分配缺少协调——患者一度长时间无人照护，而后三个不同群体同时善意地围在床前。家属根本无法做计划，一直处于"补窟窿"的状态，尝试着尽量在所有的参与者之间进行协调。这不是他们的任务，但这种情况并不罕见：他们被要求做很多，以至于他们已经不能承担家属的角色，他们自己、患者以及整个照护体系都为此感到痛苦（见第四章第三节）。

解决办法：在居家领域内照护一位重病患者所需要的协调工作要出自一人之手，而且应该是专业人员。专项门诊式安宁疗护服务（SAPV，见第三章）的工作任务也包括"协调照护"这一独立的工作项目。实践证明，这是非常有帮助的，患者家属以及家庭医生应该主动要求提供这种服务。

治疗错误[①]

死亡阶段的"干渴而死"和"窒息"

在民意调查中，支持将"应要求致人死亡"合法化的人最经常给出的理由是，害怕死亡阶段会出现令人备受折磨的症状。最普遍的说法是害怕渴死（带着痛苦的口渴感而死）以及窒息（因为折磨人的呼吸窘迫而死）。这种害怕也存在于医生和护理人员当中。其结果是，为避免这两种症状，德国医生会在濒临死亡者身上不假思索地使用两种手段：为避免患者渴死，会定期地给临终者输液；为避免他窒息而死，会通过鼻腔插管向患者输

---

① 在失智症患者最后的临终阶段中，人为进食的问题将在第六章中详细讨论。

氧。这听起来人道、理性，只是这些手段有两个很大的缺点。

首先，这些措施无益。给临终者体内注入液体，无助于减少口渴的感觉。正如在第六章描述的那样，临终阶段的口渴感与摄入液体的数量无关，而是与口腔黏膜的干燥程度相关。同样，给临终者输氧也没有用，因为呼吸变浅是濒临死亡阶段的生理指征，而不是呼吸窘迫的标志。因此，输氧不会实现理性的目标，因为没有需要通过输氧来缓解的症状。①

其次，它们对患者有害。假如这两项措施只是达不到预期目标而已，那还根本不算太糟糕。更糟糕的是，它们对患者造成损害。许多其他医疗手段——有时候要昂贵得多——也是一样的。遗憾的是，哪怕再简单不过的措施，也是有副作用的：通过插鼻管输氧，会让口腔黏膜变得干燥，于是真的会出现口渴的感觉，无关乎是否摄入液体。进入体内的液体还要由肾脏排出，而在人的临终阶段，肾脏是第一个功能受限或者停摆的器官。因此，进入身体内的液体无法再离开身体，会存留在肌体组织里，尤其是肺部。这会导致肺水肿，从而产生呼吸窘迫。原本意在避免临终阶段的干渴和呼吸窘迫的措

---

① 此外，一些研究表明，即使有呼吸窘迫，在大多数情况下输氧并没有真正的帮助。那些患有某些肺部疾病如 COPD（慢性阻塞性肺病）的患者是例外，然而，他们通常在临终前很长一段时间就已经依赖输氧。

施，正好促发了那些它们原本要予以阻止的痛苦症状。

医学上的过度治疗

有证据表明，在心理学意义上，医生们很难终止已经开始的治疗，也很难对一位重病患者"什么都不做"。这是导致在患者临终阶段实行许多无必要、经常有副作用的治疗的原因。此外，制药业会基于某些令人疑窦丛生的研究成果而大力称赞某些药物（肿瘤科首当其冲，但不仅限于此）。[①]

一位32岁的患者罹患一种罕见的、攻击性极强的癌症。他的疾病已到晚期，预后寿命非常短。医生给他提供了一种刚刚获批的药物进行治疗，即所谓的"单克隆抗体"。患者同意了。当我们受邀进行咨询时，他正遭受着肿瘤带来的强烈疼痛，也在遭受着治疗带来的副作用（腹泻、恶心、腹痛以及带来严重瘙痒的皮疹）。从安宁疗护医学的角度来看，他迫切需要用可的松进行治疗以缓解其痛苦。主治医生们拒绝了我们的建议，因为他们担心可的松会妨碍新药的效果。三天后，这位年轻患者在痛苦中死去。

近年来，制药业将一系列非常昂贵，有时候效果非

① Siehe zum Beispiel: H. Haarhoff, Das Geschäft mit dem Krebs. *Die Tageszeitung*, 20.1.11, S. 7; M. Keller, Der Preis des Lebens. *Die Zeit*, 20.1.11, S. 13–15.

常小的抗癌药物推向市场。在上述个案中提到的抗体，是2011年在德国获批的。平均能延长生命三个月——这与安宁疗护医学的作用相似（见后面的章节），然而其代价是经常出现严重的副作用，让患者在临终阶段的生命质量急剧恶化。

一个不太重要的小说明：用单克隆抗体治疗的费用为每位患者10万欧元。如果德国每年有2000位这一类型的癌症患者采用这一治疗方案——患者有权要求如此，那么医疗保险的花费就会是2亿欧元，而这类患者人数还不到每年死于癌症人数的1%。相反，在2016年度，医疗保险公司在全德国范围内门诊式的安宁疗护服务上的支出为4亿欧元（包括药物、治疗和辅助材料的支出），而从中受益的患者及家属何止成千上万。

可以理解，大多数生命受到威胁的患者都倾向于抓住任何提供给他们的救命稻草。但是，如果给他们提供的稻草是不能救命的，那就是不符合伦理的。医患关系的不对称性，在这里表现得特别明显。在对重病患者的绝望以及他们的脆弱性都十分清楚时，医生的任务在于，不要给患者建议那些没有意义或者潜在地有所损害的治疗方案。或者说，在被问及这些治疗方案时，也要全面、清楚、明确地说出来。可惜的是，仍然有些医生会给患者提供一些不相宜的药物治疗（比如化疗）。关起门来他们会说，如果同样的情形发生在自己或者家人身上的话，这些治疗方案他们是绝不会考虑的。他们这样做也是出于好意，要让大多数患者强烈的治疗愿望得以实现。但是，在潜意识中，这也是为了避免自己的失败和无助感——在告知患者没有能延长生命的治疗手段时医生通常会产生的感觉。

人们很难逃脱过度治疗的陷阱。患者会紧紧抓住所谓的残存的希望，家属无论如何不想在事后有这种印象：自己"阻碍"了可能有效的治疗。这里有两种策略来应对，一种是短期的，针对单独个体；另一个是中长期的，在社会层面上。

短期的策略是：总是要追问一下，医生决定采用某种治疗方案是基于哪些研究结果（见上文）；同时也要询问医生，从医生的角度看还有哪些替代方案；向医生询问，假如在同样的情形下，医生会不会给自己和家人推荐这一治疗方案；询问医生是否了解詹妮弗·泰默尔（Jennifer Temell）及其同事的研究成果（见下一节）——该研究指出，在晚期癌症患者身上，安宁疗护的优势不仅在于提升生命质量，也在于延长生命长度；只要有可能，尽量要求做安宁疗护医学咨询。

在社会层面上的中长期策略：对医生进行更好的安宁疗护医学专业培训、进修和继续教育（见第三章），加强普通和专项安宁疗护服务，有目标地支持安宁疗护医学研究及对重疾的预判性因素研究。

安宁疗护医学供给不足

在安宁疗护医学的照护方面，最常见的错误依然是：太晚才想到。在医院里，当患者家属请求让安宁疗护团队介入时，得到主治医生这类回答的情况不在少数："他还没有到临终的时候！"或者是"我们还没有穷尽全部治疗可能性"。这种情况也同时表明，安宁疗护服务经常被涂上一层"死亡天使"的光晕。正如美国的一项突破性研究显示的那样，实际上安宁疗护原本应及早介入的。

2010年8月，世界上最著名的医学期刊《新英格兰医学杂志》发表了波士顿哈佛医学院詹妮弗·泰默尔及其同事进行的一项研究，这是对已经发生转移的晚期肺癌患者的对比研究。[①] 第一组是常规治疗；第二组及早在照护中融入安宁疗护医学。患者按照随机原则分组。比较后得出来如下的结果：及早有安宁疗护介入组的患者，生活质量更高，抑郁症状的比率更低，在临终阶段做的经常带有侵害性的治疗（比如化疗）不那么多，这也意味着治疗费用减少。这一结果本身并不太令人吃惊，通过良好的安宁疗护照护而让生活质量得到改善，如今这已经得到数百个研

---

① Temel JS, Greer JA, Muzikansky A et al.: Early palliative care for patients with metastatic non-small cell lung cancer. *New England Journal of Medicine* 2010, Bd. 363, S. 733–742.

究的证明。但是，可以给现代医学带来视角转变的是这一事实：与对照组相比，在安宁疗护组的患者存活时间明显更长，其差别几乎达三个月之久。这一结果，如果出现在药物治疗晚期癌症患者的研究中的话，会被当成突破性进展，相应的药物会在全球范围内得到极力宣传。

在对话中寻找解决方案，在这里也行之有效。不久以后（但愿如此），德国所有的大医院里都会至少有一个关于安宁疗护的咨询处。这种咨询是一种专业服务，就患者的最佳治疗方案和照护提供咨询，其他机构的医生可以提出咨询要求。患者或者家属（当然也包括医生或者护理人员、精神陪伴人或者社会工作者）在致命疾病进展到一定程度时，都可以及早地要求安宁疗护服务的介入。最迟至病程进展到足以预见死亡的程度时，哪怕这还会有几年的时间（比如，癌症尚有有效的治疗手段，但已经出现多处转移），这时就要开始接触安宁疗护医学。安宁疗护医学主要考虑带病生活，而不是死亡。上面引用的研究，把事情说得再清楚不过了。

如果患者身患重疾或者症状严重，希望在家中得到照护的话，那么一定要向医院或者医生提出，安排专项门诊式的安宁疗护服务（见第三章）。假如患者具备享受"专项门诊式的安宁疗护服务"的条件，却遭到医疗保险公司拒绝，那么就要提出申诉，必要时也可以采用法律手段。

不必要的镇静剂

在医院里，临终阶段的标准情形是：患者被医生认定为"临终者"。此时患者大多已经不能交流，但通常还处于清醒状态，有时候有些躁动。但是，不管是否有躁动不安或者其他痛苦的迹象，在医院里临终者几乎都不由分说地被接入"吗啡泵"。这是一种自动给药的小型机器，可以不间断地将吗啡溶液通过静脉注射，注入患者的血液当中。

这里使用的标准剂量是每小时 1 毫克，可能是因为这很容易记住。对于从未用过吗啡或者类似药物的患者来说，这是非常高的剂量，要远远高于在出现严重疼痛时口服吗啡的初始剂量。在这一剂量下，患者通常会得到镇静，也就是说，患者的睡眠会非常深，深到几乎不能再被唤醒。这是否是患者的愿望，患者还要不要再做些什么，引起躁动不安的原因是不是能够处置，所有这些问题都没有人去问。

临终之人必须安宁。这让家属、医生、护理人员和周围的人都感到心安。可以看到，医生和护理人员需要待在病房中的时间大幅减少，这也算得上是水到渠成的结果。患者看起来"没事儿"，反正已经不能与他说话。

在生命的最后阶段，确实存在有必要做安宁镇定的情况（见第四章第二节）。这种情况很少见，而且需要采用其他药物，而不是吗啡。因此，我们强烈建议要仔细追问一下，为什么在临终阶段给患者用某些特定药物，为的是治疗哪些症状。在患者最无助、最需要保护的临终阶段，不必要的镇静剂最大限度地妨碍了自然进程。因此，这是需要避免的。

吗啡止痛：太少还是太多？

尤其在门诊部，在治疗严重的疼痛症状时，相反的错误一再发生：医生在使用吗啡时一再犹豫，尽管这种药物在安全性方面有最好的数据。如果医生给患者使用吗啡，也往往只给非常小的剂量（符合顺势疗法的药量），因为"可能会上瘾"或者"会导致窒息性呼吸窘迫"。安宁疗护研究对这两点早已提出异议。

吗啡恐惧症的对立面是，执业医生们非常乐于给患者提供制药业乐于推广的那些阿片类药的透皮贴剂。这种贴剂所含的成分听起来不是阿片，而是芬太尼之类，作为贴剂，它们带有一种"无害的"光环。但是，它整体上有两个大问题。

首先，芬太尼的作用比吗啡强 100 倍，经常最初的剂量就相当于每天 60 毫克吗啡，其结果是，患者会感觉到非常强有力的镇定作用，几乎只能睡觉（有时候会出现阿片类药物过量的其他不良症状，如不自主的肌肉抽搐，即肌阵挛症）。

其次，通过皮肤给药虽然方便，但是容易受到干扰（比如，因为发烧或者出汗影响疗效），也非常不灵活。通过粘贴给药的阿片类药物需要 12 个至 16 个小时才能完全发挥作用，要让药物失去效力也需要相应长的时间。对于重病患者经常出现的不同疼痛，这类药物不适合。

来自利益群体的人士就此反复论证说，德国的人均吗啡消费量比其他欧洲国家要低得多，他们把这当成疼痛治疗状况糟糕的指标，因此呼吁疼痛治疗应该得到更多的财力支持。他们完全隐而不言的是，昂贵得多、绝大多数情况下都可以不用的各种化合阿片类药物，在德国的销售额为全球最高。如果能把浪费在这里的资金投入到良好的、整体性的安宁疗护医学上，患者以及他们的家庭会受益更多。

对呼吸窘迫的错误治疗

正如在第四章第二节阐述过的，患者及其家属都认为呼吸窘迫更糟糕，是最严重的痛苦。由呼吸窘迫引起的恐惧状态强化了呼吸困难的主观感觉，这又引发了更多的恐惧，如此恶性循环下去。要打破"呼吸窘迫—恐惧—呼吸窘迫"的恶性循环，经常需要同时给患者提供两种药：一种针对呼吸窘迫，一种针对恐惧。只有这样才符合逻辑。

对这些适应证最有效的药物是，用吗啡来治疗呼吸窘迫，用苯二氮䓬治疗恐惧。然而，问题恰好出现于此。几乎所有的医学教科书，直到今天还仍然这样写着：有呼吸问题的患者不可以采用药物，因为药物可能会引发呼吸道缩窄（"呼吸抑制"），从而导致死亡。

这种错误看法早已被科学界推翻。关于吗啡在治疗呼吸困难方面的有效性和安全性，第一批数据来自于1993 年 6 月。[①]2002 年，詹宁斯（Jennings）和同事们发表了第一份被称为"元分析"的报告，综述了 12 项不同研究的结果。令人印象深刻的证据表明，吗啡在治疗呼吸困难方面疗效好而且安全。[②]此后的许多研究也都证实了这一结论。尽管如此，很多医生还是害怕用吗啡来治疗呼吸窘迫，尽管针对呼吸窘迫的剂量通常要比用于止痛的剂量还低。

因此，在任何情况下都要坚持一点：用正确的药物，对呼吸窘迫进行有效治疗。对于出现复发性呼吸窘迫的患者，家里要存有已经配制好的药物，以备不时之需。如有必要，必须指导亲属学会如何皮下注射用药，以免在出现呼吸窘迫时，不必要地拖延了症状的缓解。急性呼吸窘迫是一种医疗上的紧急情况，甚至比疼痛更严重，

---

① Bruera E, MacEachern T, Ripamonti C, Hanson J: Subcutaneous morphine for dyspnea in cancer patients. *Annals of Internal Medicine* 1993; Bd. 119, Heft 9, S. 906–907.

② Jennings AL, Davies AN, Higgins JP, Gibbs JS, Broadley KE: A systematic review of the use of opioids in the management of dyspnoea.*Thorax* 2002, Bd. 57, Heft 11, S. 939–944.

需要立即处理。

如果不这样做，后果可能是致命的。

这是一位年纪尚轻的晚期肺癌患者。出于自己的愿望，他从医院回到家里，三天后又在深夜被急救医生带回急救站。他的病况恶化了，出现了折磨人的呼吸窘迫。急救站的年轻医生不知道该如何处置，只好安排他住院，但是没给他有效的药物。给药需要等主治医生来，而后者暂时腾不出来时间。患者叫夜班护士，一次、两次、三次，呼吸窘迫不断加剧，这让他变得严重恐慌。在第三次按铃之后，过了五分钟护士才赶来。当护士走进病房时，患者已经从窗户跳下去，当场身亡了。

心理 - 社会问题或精神问题

无法接受帮助

在安宁疗护团队为患者及其家属提供心理 - 社会服务时，这是他们遇到的最大困难之一，也一直是让门诊以及住院部的安宁疗护团队感到沮丧的原因。他们投入了大量的工作，并提出了良好的设想，找到能让患者和家属的心理处境、社会处境得到改善和稳定的办法（安排护理服务、邻里帮助、社会服务或临终关怀，安排援助手段，接受心理帮助服务等），但是当事人干脆拒绝接受他们提供的帮助。他们想要"一切自己来做"，好好劝说完全没用。

这种看上去完全是自我伤害的行为，其原因到底是什么呢？正如在生命终末期经常发生的那样：最主要的是恐惧。

对患者来说，害怕失去自己的独立性；害怕失去私人空间（如果陌生人进入自己的家中）；害怕配偶不再是首选的护理者；当需要依靠外来帮助时害怕会有羞耻感；害怕会失去控制；害怕"需要护理"这一社会污名。

对于亲属来说，害怕自己失去作为承担护理工作的家庭成员这一角色（并不罕见的是，这会有助于补偿对配偶的愧疚感）；害怕在这一角色中的"失败"以及害怕来自外界的社会压力（"本来你应该自己就能够做到这些！"）；害怕失去亲密感；害怕失去护理津贴，有时候家庭要靠这笔钱；等等。

这些担心都是可以理解的。提供帮助的一方不应该选择对抗（"要么您充满感激地接受我们这么好的帮助，要么我们就撤退"）①，而是要寻求理解和对话。目标是，首先去理解对方拒绝接受帮助的真正原因，并对此予以尊重。

---

① 括号内的这些话当然是不会说出来的，但免不了会在心里这么想。

对于处于这种情况下的亲属和患者来说，哲学家格诺特·伯姆（Gernot Böhme）提出的一个理念也许是有帮助的。在关于自决问题的争论中，他把"自主权"（Souveränität）的概念理解为宽泛意义上的自我决定。[①]"自我决定"意味着，我有权拒绝提供给我的任何帮助（医学的、心理-社会的、精神的）；"自主权"意味着超越"自我决定"的层次，"我"意识到自己有拒绝的可能性，能够克服自己内心的抵抗而允许别人帮助自己，并且在得到帮助时能够有愉悦感。

压制自己的需求

太容易发生的情形是，人们太乐于助人而忽视了自身的需求——患者和家属如此，专业护理人员如此，志愿者也如此。当然，被压制的需求各种各样，尤其以精神上的需求为最，因为这不能像生理上（比如饥饿）或者心理-社会上的需求（比如孤独）那样被马上感知到。

去感知别人的需求很困难，但感知自己的需求呢？在别人需要自己照护的情况下，可以有自己的需求吗？一定要有的，因为把自身需求压制下去带来的后果是不容低估的——倦怠、抑郁，在最糟糕的情况下，甚至会失去生活的意义。

[①] Gernot Böhme: *Anthropologie in pragmatischer Hinsicht*. Bielefeld und Basel: Edition Sirius 2010.

但是，难道帮助者不应该把自己的需求置于次要地位吗？作为承担护理工作的家人，难道不是得搁置自己的需求一段时间，以便好好地完成任务吗？——如果你真想出色地承担照护患者的任务，那就绝对不能这样做。健康提升领域的研究以及积极心理学已经多次表明，忽视自己的需求最容易造成无力帮助他人。我们也应该好好地照顾自己，因为若非如此，我们很快就无法再去照顾其他人（在职业领域以及私人领域）。

重病患者也常常有压制自己需求的倾向，主要是因为担心自己会被当成负担。这并不会马上就被注意到，这些患者经常是非常受照护团队喜爱的人。他们维持着友好的形象，容易满足，心存感激，但是没有人能看到这后面潜藏的绝望。我们只能建议这些人不要掩藏起自己的需求，这么做也是为了不让那些真心想给予帮助的人感到沮丧（见前一节）。所有有关的人，总是应该去认真听、认真看，以便从隐藏的蛛丝马迹来感知那些被压下去的痛苦。身体语言尤其能传达出来那些隐藏的需求和痛苦，晚上坐在患者的床边，什么都不用说，就可能带来意想不到的效果。

第八章 有备无患：预先授权书和患者意愿申明书

"见识随着年龄的增长而增长"，这是一个通行的，但总体而言比较武断的论点，然而，就"患者意愿申明书"（Patientenverfügung）而言，它却似乎没错。根据 2012 年德国临终关怀及安宁疗护协会的一项调查，在 18—29 岁的人当中，只有 5% 的人声称他们写了患者意愿申明，而在 60 岁以上的人群中，这一比例高达 42%（图 8.1）。

显然，越来越多的人趋向这样做。这意味着，在死亡人数最多的年龄组中，很快就会有半数德国公民完成"患者意愿申明书"——这会极大改变生命终末期的医疗实践。

掌控的愿望

大部分人希望在家里死去。考虑到在医院里死亡避

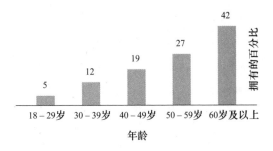

图 8.1　不同年龄群体中有自己的"患者意愿申明书"的人所占比例
（资料来源：德国临终关怀及安宁疗护协会发起的有代表性的问卷调查，2012 年）

不开所谓的"器械医学"，让多数人难以忍受。如前文所述，在我的经验中，当被问及希望在什么地方死亡时，回答"在重症监护病房"的人几乎都是重症监护医生。然而，必须提到一个重要的限定条件，那就是他们无一例外地说，"我想死在我的重症监护室里"，而不是在别人手下的重症监护室里。也许这更多关乎掌控的愿望，而与死亡之地是否舒适关系不大。

渴望对自己的生命终末期有所掌控，害怕自己会"被交出去"——交给不太在乎人、只为延长（生物性）生命的现代医学。这种恐惧驱动着关于生命终末期决定的全部讨论。越来越多的人要求自己有机会来决定，在生命的最后阶段可以或者不可以使用，以及使用哪些措施。反对实行患者意愿申明的人会经常说，健康人根本无法想象在这种情况下会如何，人在医院的情境中的决定经常会与此前所说的不一样。这两种说法虽然都是正确的，但是都没有说到核心问题：患者意愿申明的应用场景是，患者已经无法表达自己的意愿。在这种情境下，只有两种选择：或者认可患者此前已经提供的意愿（虽然明确意识到其中的局限），或者由陌生的第三方来决定——后者似乎是更为糟糕的事情。拉尔夫·约克斯（Ralf Jox）和他的同事们在 2009 年进行了一项研究，调查了 400 位写下"患者意愿申明书"的人，发现健康者中的三分之二的人要求医生严格按照他们的意愿执行，而在患致命疾病者当中，这一比例甚至超过四分之三。在患者意愿无法实现的情况下，其中 90% 的人要让自己认定的代理人来做出决定，只有不到 10% 的人希望把决定权交给医生或法官。①

害怕在生命的最后阶段失去控制，这也是人们主张将"应要求致人死亡"以及"得到帮助的自杀"这两种致死方式合法化的重要理由之一。通过这些手段，可以实现对死亡时间的绝对控制。但是，其可能的代价是，死亡由外人控制的程度之高，可能会超出当事人的预想（见第九章）。为了应对失去控制的恐惧，一个不那么激烈、对大多数人的需求来说更为合适的方式，便是尽早做好计划。

---

① Jox RJ, Krebs M, Bickhardt J, Heßdörfer K, Roller S, Borasio GD: Verbindlichkeit der Patientenverfügung im Urteil ihrer Verfasser. *Ethik in der Medizin* 2009, Bd. 21, S. 21–31.

尽早计划

对生命终末期的计划包括多个要素，其法律效力和实际效果近年来已变得越来越清晰。最重要的尽早计划的工具是预先授权书和患者意愿申明书。此外，书面列出自己的价值观念，在实际上被证明非常有用，而监护意愿申明如今已变得不那么重要。下文会详细介绍这些计划工具。

未雨绸缪的工具

预先授权书

根据德国法律，每个不再能够完全或部分处理自己事务的人，都需要一个法律上的代理人（《德国民法典》第 1896 条第 1 款）。一个普遍的错误看法是，亲属或配偶自然而然是代理人，但在德国，他们的代理权不会自动生效。一旦这种情况出现，例如，由于失智症而缓慢地或者由于中风及其他严重疾病而突然地发生脑功能受损时，必须由照护法庭（以前为监护权法庭）指定一位监护人——除非当事人事先签署了有效的"预先授权书"（Vorsorgevollmacht）（《民法典》第 1896 条第 2 款）。

因此，通过预先授权书我们可以事先确定，一旦我们自己不能做出决定时，谁来为我们做决定。这是一个不可估量的优势，因为照护法庭从根本上可以自由选择监护人，此前与当事人根本不相识的人也可以成为监护人（所谓的职业监护人）。形成判决的过程也非常漫长，并将产生不菲的费用。

很明显，只有当被委托人得到当事人的完全信任时，预先授权书才有意义。被委托人也应该对被监护人的性格有深入了解，因为被委托人和监护人一样，基本上总是要依照被监护人的可能意愿以及福祉来行事。被委托人可以随时拒绝这一任务，此时就必须（通过法庭）确立监护人。因此，尤其考虑到艰难的医疗决定，我强烈推荐当事人要与被委托人谈及自己的态度，要确信被委托人确实能够也愿意真正地接受这一任务。

拟定预先授权书，也是在家庭中谈论"最终之事"的好机会——可以理解，人们对这一话题还是有一定的顾虑。通常情况下，配偶之间会相互授权，或者授权子女做自己的监护人。多年来充满信任、关系密切的朋友也是不错的选择。在这里，信任是关键词。正如我们将看到的那样，不一定每个人都能及时完成患者意愿申明。但是，任何人如果能有幸在生活中至少有一个非常信任的人，愿意在自己没有决策能力的情况下把决定权留给此人，而此人也愿意接管这项任务，这种情况下，如果还不马上签署预先授权书，那就是非理性行为。我们并不知道明天会发生什么。

重要提示：预先授权书必须是书面的，但是，这和患者意愿申明书一样不需要公证。按规定需要公证的法律事务（比如地产业务）的预先授权书，不在此列。强烈建议一定要用银行提供的表格签署银行授权书，因为许多银行拒绝承认一般的预先授权书（哪怕采用官方的表格），这可能会导致当事人的家庭成员在几个星期之内都无法获得当事人账户上的资金。

自 2005 年 3 月起，预先授权书可以在柏林的联邦公证委员会的预先授权书登记处登记，这样一来，法院在需要时可以迅速获知是否存在被委托人。

监护意愿申明

在监护意愿申明中可以确定，当需要监护时，自己希望谁作为法院指定的监护人。通过设立"预先授权委托书"，监护意愿申明这一工具基本上失去了意义，因为在绝大多数情况下，直接签署预先授权委托书是更为简便、更好的途径，可以避免在情况严重时因为走法律程序而浪费时间和金钱。

不幸的是，由于社交孤立的情况越来越严重（尤以老年人为最），以及家庭凝聚力的减弱（尤以大城区为最），越来越多的人无法为自己指定监护人，但是他们非常清楚，无论如何绝对不愿意接受某些人作为监护人，这个愿望也可以写在"监护意愿申明书"中并存于法院（所谓的"负面"监护意愿申明）。在法庭上，这同样具有约束力。

自己的价值观 [①]

如果你能思考并写下自己目前的生活和疾病情况、你自己的价值观以及你对于生命和死亡的态度，这会是对"患者意愿申明书"的一项重要补充和强化。以下问题可能有助于你思考自己的生活态度和价值观：

1. 到目前为止，你是如何处理生命中的痛苦经历的？是让别人帮助你，还是试图自己处理，一切都自己来？

2. 你害怕成为别人的负担吗？或者你可以让人帮助自己并因此感到安慰？

3. 你想尽可能活得长久一些吗？或者对你来说，未来生活的质量比生命长度更重要？如果两者不可兼得，生活质量是否优先于生命长度？或者反过来？

4. 其他人的残障对你有怎样的影响？你是如何处理这些问题的？对你来说，精神残障和身体残障在评判上有区别吗？最糟糕的残障形式是什么？对你的生活质量而言，哪些最低限度的独立性是绝对必要的？你能想象，如果自

[①] 本节文字根据巴伐利亚州司法部编写的《为事故、疾病和衰老预先准备》（*Vorsorge für Unfall, Krankheit und Alter*, Verlag C.H.Beck, 2011）的小册子中《自身价值观》一节整理而成。感谢这一节的作者 Jürgen Bickhardt 友好地同意使用。

己不再能与周围的人交流时，还要继续生活下去吗？

5. 生活中是否有许多"未竟"的事情或任务，你务必需要时间来进行安排？

6. 在你的生活中，宗教发挥着什么作用？在你对未来的期望中，包括在死后，宗教扮演怎样的角色？

7. 与他人的友谊、同其他人建立的关系，在你的生活中起什么作用？当你感觉不好的时候，你是喜欢有可信的人在身边，还是更愿意一个人待着？你能想象在一个人临终时陪伴他或她吗？你希望自己也会有这样的陪伴吗？

要去考虑现在对你真正重要的问题。拿出时间来，和你信任的人好好谈一下，把你最重要的想法写下来，然后将这些笔记放在一起，作为"患者意愿申明书"的补充说明。这一方面能强化你的决定的严肃性和可信度，把你的思考展示得更清楚；另一方面，你的价值观描述给你的法定监护人和医生提供了宝贵的帮助，当面对你的患者意愿申明书没有覆盖的处境时，他们可以借此做出符合你意愿的决定。

患者意愿申明书

下面这个个案就在前不久发生，但愿今后再也不会重新上演。

事情正如老人担心的那样发生了：他中风瘫痪，无法再交流。重返自主生活的希望，完全不存在。他曾经立下一份患者意愿申明并明确指出，在这种情况下不想要任何延长生命的措施或人工进食。由法院指定的监护人是老人的女儿，她尝试着让主治医生实施她父亲的意愿——徒然无果。医生告诉她，不应该让病人"挨饿"。不过，她当然可以随时把父亲带回家。女儿这样做了，但此前她还控告医生犯有身体伤害罪。几天后，父亲平静地去世。医生为报复老人的女儿对自己的控告，起诉老人的女儿犯有致人死亡罪。两项诉讼最终都被撤销了，但女儿受诉的案件要比医生受诉案耗时长得多。死者的女儿和医生至今仍然对此事耿耿于怀。

正是诸如此类的案例屡见不鲜，到 19 世纪末、20 世纪初，呼吁在法律上明确认可患者意愿申明的声音反复出现。媒体一次又一次地报道医生无视患者意愿的个案——出于对医护责任的错误理解，或者仅仅因为害怕会带来的法律后果。经过多年的政治拉锯战，德国终于在 2009 年通过了有关"患者意愿申明书"的法律。[①]

最后通过的法律是社会民主党议员施廷克牵头的提案，不过加进了所谓的"佐勒提案"（由基督教社会联盟

① Korrekte Bezeichnung: 3. Gesetz zur Änderung des Betreuungsrechts, *Bundesgesetzblatt*, 2009 Teil I Nr. 48, S. 2286.

党议员佐勒牵头）中的一个重要段落。施廷克提案基本上把到那时为止的法庭判决变成了法律条文：患者意愿申明如果与执行时的情形相符合，则具有约束力，必须被执行——无关疾病的种类以及进展阶段。保守派的目标被否定了：他们在教会的支持下，力图将患者意愿申明的适用范围限定在那些"不可逆转地通向死亡"的疾病上。这是一个完全无意义的要求：众所周知，生命本身就是不可逆转地通向死亡。从"佐勒提案"中接受的是重要的"对话原则"：在具体情境下实施患者意愿申明书的内容时，主治医生与患者代理人（监护人或受委托人）要对患者的意愿有一致意见方可实行。这种"双重控制"防止任何一方对患者意愿做单方面的阐释，加强了对患者的保护。

重要的例外是，如果患者意愿申明中的表述明确清晰，没有任何阐释的空间，在应用时便对医生有直接约束力，必须马上执行。此时，医生与监护人达成一致便成为非必须的条件。（《德国民法典》第1896条第2款[①]）

但"患者意愿申明书"究竟是什么呢？从根本上说，

---

① Borasio GD, Heßler HJ, Wiesing U: Patientenverfügungsgesetz. Umsetzung in der klinischen Praxis. *Deutsches Ärzteblatt* 2009, Jg. 106, S. A1952–A1957.

Heßler, HJ: Direkte Wirkung von Patientenverfügungen, wenn es keinen Betreuer gibt? In: Borasio GD, Heßler HJ, Jox R, Meier C (Hrsg.): *Patientenverfügung. Das neue Gesetz in der Praxis. Münchner Reihe Palliative Care*, Bd. 7. Stuttgart: Kohlhammer 2011.

这是一位患者给未来的医生的指示。当你在完成患者意愿申明时，你在规定未来的医生能做什么，尤其是他或她不要做什么。这个区别很重要：患者意愿申明中的具体治疗愿望，对医生不具备约束力——尽管这可能会对医生选择治疗方案有所帮助——因为医生具有治疗自由权。可是，患者对治疗的拒绝，则对医生具备约束力。

一份表述正确的意愿申明应该首先描述适用的具体临床情况（例如：临终阶段、失智症、植物人状态）。接下来申明在这些境况出现时，自己希望以及拒绝哪些治疗方案。对临床境况和拒绝的措施进行准确描述很重要，但是这也直接让人想到，不可能在一份患者意愿申明中将全部能想到的病程都放进去。因此，推荐健康时把自己的价值观思考写下来（见上文）。此外，可以使用一种得到审核的患者意愿申明表，一些官方的信息册当中都附有这一表格。

在完成患者意愿申明书之前，务必要向家庭医生咨询：家庭医生可以纠正无端的恐惧；如果自己表述患者意愿，家庭医生可以指出哪些表述会产生歧义——有歧义的表述，在极端的情况下会损害当事人的利益。有一点是非常明确的：患者意愿申明书不是一件小事。你必须考虑到，你签字生效的文件，在情况危重时是要遵照执行的。

如果患者患有严重的、可能会缩短生命的疾病，情况有些不同。此种情况下，在生命最后阶段会面临的医疗问题经常要定位得更为精确。此时也有可能完成一份详细的患者意愿申明，但是，只有与主治医生一起来完成，这才会有意义。主治医生可以描述在危急情境下的可能替代方案，帮助患者决定哪些治疗手段是患者自己希望的，哪些是自己不希望的。

在患者意愿申明书下方有咨询医生的签字，这也很重要。原因有二：一方面，这可以证实在完成意愿申明时患者有决定能力，后续无须质疑；另一方面，如果后来对患者意愿的阐释遇到困难时，咨询医生也是患者意愿申明执行医生的重要对话伙伴。并不罕见的情形是，医生－患者之间的对话，甚至比那个书面文件更为重要，如下面这个案例所显示的那样。

一位心脏病患者与他的家庭医生进行了四次谈话，以完成患者意愿申明书。距离计划中的最后一次谈话并书面完成和签署患者意愿申明书还有两天时，可怕的心肌梗死发作，患者遭受严重的脑损伤。患者被送入重症监护室，我们安宁疗护团队需要在那里面对这一病例。没有患者意愿申明书，但是患者妻子告诉我们，患者跟家庭医生有详细的谈话。在与家庭医生沟通之后，尽管没有写在纸上的文件，我们仍然能很好地了解在具体情境下患者的可能设想以及做出决定的理由，这比他独自填写的表格更有帮助。医生与患者之间的谈话，使得我们能够最好地去获知患者可能的愿望，并让其得以实现。

提示：将患者意愿申明书与预先授权书放在一起，与被委托人和家庭医生以及主治医生谈自己的愿望和设想，这是在生命的最后阶段使自己的愿望能够真正得到尊重的最佳前提。

如果没有患者意愿申明书，会发生什么？

没有人会被强迫签署一份患者意愿申明书，也不是每个人都愿意签。有的人宁愿让他们的受委托人或者医生来决定，而不是自己提前来考虑这些问题——这也是完全合情合理的。

如果不存在患者意愿申明书，根据新法律，治疗措施的决定（要由医生与患者的代理人，也就是监护人或受委托人共同做出）则必须基于患者的具体愿望（如果可知，比如，在证人面前口头表达过）或推定的患者意愿来做出。也就是说，医生和患者的代理人将尽量去寻找这些问题的答案："如果在此时此地能向患者解释和询问，患者自己会怎样决定？"按照法律，"尤其是被监护者以前口头的和书面的表达、伦理上或者宗教上的认定，以及个人的价值观"（《德国民法典》第 1901a 条第 2 款）都要被考虑进去。"要给被监护人的直近亲属以及其他信赖的人以发声的机会，只要此举不会产生严重的时间上的拖延"（《德国民法典》第 1901b 条第 2 款）。明确的是，这里涉及的不是监护人或者亲属就患者情况的愿望，而是"患者自己此时"会希望如何处置。这也是本书作者本人的直接经验：

　　我父母慢慢地到了岁数，在发生严重疾病时要采取哪些可能的措施，这个问题已经变得无法回避。我们反复地谈过这个问题，尤其是讨论了失智症和植物人状态以及严重脑损伤（比如，中风导致的后果）的情况。他们有两种非常不同的态度：我母亲希望，在出现脑损伤造成长时间无法沟通的情况下，应立即停止全部维持生命的措施。而我父亲作为一名虔诚的天主教徒，希望即便在成为植物人的情况下，也要穷尽一切医疗手段来延长生命。我是他们二人的授权委托人，这意味着，假如在我父母身上发生严重脑损伤的情况下，对二人做出的决定必须是完全不同的——而这完全取决于我父亲和我母亲自己的意愿，与我个人对这个问题的态度无关。重要的不是去执行被委托人的愿望，而是实现患者自己的意愿。

如果无法推定患者的意愿，会发生什么？

　　无法确定患者的可能意愿，这种情况实际上一再发生：可能因为家属在评判患者意愿时看法不一致，或者因为没有哪个家属或者朋友能提供这方面的信息。在这种情况下，有两种决策途径：如果讨论中涉及的是符合适应证的单一治疗措施，那么该措施会被实施，因为符合适应证的措施都是从患者利益出发的；如果有多个同等价值的替代治疗措施供讨论，那么由监护人或授权委托人来决定实行哪种措施。在有危险出现的紧急情况下，医生必须首先实施能维持生命的适应证措施。

什么时候必须由法庭来裁决？

对于法庭准许代理决定这一问题，新的法律对此有重要的澄清和程序上的简化。原则上，如果存在因为实行或者放弃一种医疗手段而造成当事人"死亡或者带来严重而长期的健康损害"（《德国民法典》第1904条第1款和第2款）的情况，则需要司法授权。然而，如果患者代理人与主治医生在阐释患者意愿时有共识，则无须司法授权（《德国民法典》第1904条第4款）。也只有在医生和患者代理人就患者意愿有不同看法时，才需要由法庭来裁决。令人高兴的是，在实际生活中这只是罕见的情况。因此，这一条例能成功地避免依靠法律来处置一个人生命中的最后阶段。

说话是金：做出生命终末期的决定

到目前为止，可以得出三条简单但非常有效的规则，以便在生命终末期做出好的决定。这三条规则是：第一条，说话；第二条，说话；第三条，说话。

当事人要跟周围的人说出自己的意愿，跟家人、朋友、家庭医生或者主治医生进行对话，正如上文提到的那位没能完成书面患者意愿申明书的心脏病患者那样。没有对话，就不会有好的决定。在理想的情况下，这些对话符合新法律规定的"对话原则"，可以用来认定患者的意愿，因为对话的结果确实反映出患者的意愿。在这一意义上，患者意愿申明从来都不是去取代对话，而是对话的结果——有关各方共同参与的对话。患者意愿申明书是整个尽早计划的一部分，它存在于对话进程当中，有充分的效力，有助于减少人们在生命终末期的恐惧——对自己会失去控制的恐惧。

第九章 "死亡帮助"意味着什么？ 处于自决与照护之间的生命 终末期的医护工作

在德国，几乎没有任何其他术语像"死亡帮助"（Sterbehilfe）这样充满争议。然而，几乎也没有任何其他术语能把生命终末期直面真实情况的困难描述得更好。"死亡帮助"到底意味着什么？这个词的背后隐藏着一系列可能的含义，其中的一些彼此矛盾，或具有排他性。这些含义包括临终关怀式的死亡陪伴、放任不管，直至死亡、得到协助的自杀、应患者要求致人死亡。这表明，这个概念可能更多地造成困扰，而不是带来帮助。

德国的法律学界和法院判例，都致力于在司法判决中把这一概念予以细分。这就出现了"死亡帮助"的亚型，所谓的"主动的""被动的""间接的"死亡帮助。下文中将对这些概念进行简要解释，这样我们就会更清楚地认识到，为了更好地进行沟通，我们需要一个新概念。

"主动的死亡帮助"

这意味着当事人依照某人明确表达出来的愿望，直接、主动地终结后者的生命。在德国的《刑法》中，该行为被定义为"应要求致人死亡"，根据《刑法》第216条规定，主动的死亡帮助需要承担刑事责任。①"安乐死"（Euthanasie，来自希腊语：好的、美好的或轻松的死亡）一词经常被用于这种情形。一方面，这与荷兰的安乐死立法（2001年起）有关。在荷兰，自20世纪90年代以来，如果医生在遵守某些形式和实质的限制的情况下应患者要求而致其死亡，会免于处罚。另一方面，这个词让人联想到纳粹的"安乐死计划"。这不是指在具有充分理由的情况下应患者要求而致其死亡，而是对超过10万名无抵抗能力者的谋杀，被害者通常有精神上或身体上的残障。实施者自己也把这一行动视为"灭绝不值得活着的生命"。

很明显，这两处采用的"安乐死"一词，实际上并不相关。因此，发生混淆是注定不可避免的。此外，直到今日，对纳粹野蛮行径的记忆也给相关讨论带来负担，"安乐死"和"主动的死亡帮助"这些概念引发的感情，

---

① 德国《刑法》第216条："如果某人因为死者明确表达的、严肃的要求而决定致人死亡，将被判处监禁6个月到5年。"

也让理性讨论生命终末期的决定变得更加困难。

荷兰和比利时通过立法，将应患者要求的致人死亡合法化，其目的在于强调临终阶段个人的人身权。可矛盾之处在于，恰好这里存在着出现相反的结果的风险：会促成大量由外人来决定的情况，尽管这并非立法的本意所在。下面的案例显示的正是这一情形。

《如愿死亡》是1994年在荷兰拍摄的纪录片。这部影片展示了一位肌萎缩性脊髓侧索硬化症（ALS，见第五章）患者最后的日子和安乐死。从片中可以看到，这名患者至少有10种令人备受折磨、有治疗潜在可能性却未被治疗的不同症状（其中包括呼吸窘迫、疼痛、恐惧和抑郁）。两名医生不约而同地对患者说，如果不实行安乐死，他将"在痛苦中窒息"。然后，患者顺理成章地选择了安乐死。安乐死是在摄像机前进行的。问题在于，他得到的信息是错误的：90%以上的ALS患者都是平静地死去的，在拍摄这部纪录片时，关于这个问题的最早一批研究成果已经为人们所熟知。[1]ALS患者平静死去的概率甚至高于普通人，窒息几乎从不会发生。[2]

---

[1] O'Brien T, Kelly M, Saunders C: Motor neurone disease: a hospice perspective. *British Medical Journal* 1992, Bd. 304, Heft 6825, S. 471–473.

[2] Neudert C, Oliver D, Wasner M, Borasio GD: The course of the terminalphase in patients with amyotrophic lateral sclerosis. *Journal of Neurology* 2001, Bd. 248, S. 612–616.

这个案例清楚地表明，缺乏安宁疗护医学知识会导致增加临终阶段的外部决定，有些看似理所当然的决定，是在错误的基础上做出的。

"被动的死亡帮助"与医学指征

所谓"被动的死亡帮助"在法律上意味着"允许死亡"，也就是放弃那些至少理论上在特定具体情境下以延长生命为目标的可能手段。可以或必须启动终止生命的手段或者不采用延长生命的措施，有两个原因：其一，缺少医学指征；其二，患者拒绝这些措施，患者的拒绝意愿可以写进患者意愿申明书中。

让我们首先看一下"医学指征"（medizinischen Indikation）这个术语，它指的是基于某项医疗措施是否有意义而做出的医疗决定，与患者的意愿无关。根据目前学术水平的评判，医生不可以安排使用对患者当下临床状况无用的，甚至是有害的措施（比如，在临终阶段的输液、输氧，见第七章），因为这些措施与病征不匹配。以医疗决定的必要性为前提来讨论患者的意愿申明，这在有关患者意愿申明的立法中也被考虑进去了。[①] 放弃无效的，或者有

①《德国民法典》第 1901b 条第 1 款（确立患者意愿的谈话）为："主治医生核查哪些医疗措施对于患者的整体状态以及预后为适当的。他（主治医生）和监护人在顾及患者意愿的情况下，将这些措施确定为依据第 1901b 条所作决定之基础。"

害的措施，这不是"被动的死亡帮助"，而是良好医疗。

理解"被动的死亡帮助"这一概念的困难很大程度上在于，法律意义上涵盖的一些内容，在正常人的理解中属于主动的行为。比如，终止人工输氧会被认为是主动行为，因为让一台运行的机器停下来，必须得有人主动按下关机按钮，或者拔掉电源。但是，长期采用的医疗手段也以受治患者的同意为前提，也是在任何时间都可以不再实施的。因此，法学家和伦理学家正确地指出：在做决定时，某种医疗措施从一开始就不采用与中途不继续采用——亦即中止该项措施，这两种情况无须区别对待。联邦医师公会早在有关患者意愿申明的新法律生效之前就认可这一观点。① 在专业人员当中，"启用"与"停用"等同，这在国际上也并无争议。但是在关乎"被动的死亡帮助"的讨论框架中，几年之前还有很多人对此一无所知，即便是那些原本应该有更多了解的人，对此也不甚了了。

2004 年一项对德国神经科主任医生的调查显示，超过一半的受访者错误地认为，依照一位有法律行为能力的患

① "如果患者已申明的或者推测的意愿与医生的做法不符，那么医生的自主权和良心都没有赋予他们权利介入患者的完整身体，或者延续其存在。"出自：《联邦医师公会与联邦医师公会的核心伦理委员会关于在医疗实践中处理预先委托权和患者意愿申明的意见》. *Deutsches Ärzteblatt* 2007, Jg. 104, Heft 13, S. A891–A896. 更新版见 *Deutsches Ärzteblatt* 2010, Jg. 107, Heft 18, S. A877–A882。

者明确表达出来的意愿关掉呼吸机，属于"应要求致人死亡"。47%的受访者认为，在临终阶段医疗陪伴方面，自己受到的培训为"中等"或者"差"。[①]同时，监护权法官的情况也并没有好到哪里去：他们当中有一半左右的人在问卷中弄混了主动的、被动的和间接的死亡帮助，尤其是在涉及中止而不是放弃维持生命的手段时，更是如此。[②]

一开始就放弃某种治疗与中止已经开始的维持生命的措施，二者之间还是存在着重要区别。然而，这种区别既非基于法律，也不是出于伦理上的理由，而是纯心理学上的天性使然。对于治疗小组的所有成员（首当其冲的是医生和护士）来说，中止已经开始的措施给他们带来的负担，要比一开始就不启用该措施大得多，这是一个事实（也已被科学证明）。这种差异既不应该被提升到错误的（伦理－法律）层面上，也不应该遭到漠视。在经历一个人的死亡以及死亡时的状况之后必须继续生活下去的，不仅有患者的家人和朋友，还有医生和护理人

① Borasio GD, Weltermann B, Voltz R, Reichmann H, Zierz S: Einstellungen zur Patientenbetreuung in der letzten Lebensphase: Eine Umfrage bei neurologischen Chefärzten. *Nervenarzt* 2004, Bd. 75, S. 1187–1193.

② Simon A, Lipp V, Tietze A, Nickel N, van Oorschot B: Einstellungen deutscher Vormundschaftsrichterinnen und-richter zu medizinischen Entscheidungen und Maßnahmen am Lebensende: erste Ergebnisse einer bundeswei-ten Befragung. *Medizinrecht* 2004, Bd. 6, S. 303–307.

员。在实践中需要做到，医疗团队应得到心理学家或者精神陪伴人的支持，他们要在谈话中托住团队成员的害怕和担心，在患者死亡之后要让团队成员有机会交谈。

为了澄清围绕着"不作为或主动行动"这一问题的困扰，联邦法院在 2010 年 6 月 25 日对"Putz 案"（卷宗号：2 StR 454/09）做出的里程碑式的裁决中，用"治疗中断"（Behandlungsabbruch）一词取代了其他概念，并指出：

1. 通过不作为、限定或中止已经开始的医学治疗（治疗中断）的死亡帮助是可行的——如果这种做法与实际的或推测的患者意愿相符合（《德国民法典》第 1901a 条），可用于让一个人在没有治疗会导致死亡的疾病进程中顺其自然地走下去。

2. 治疗中断可以通过不作为，也可以通过主动行为来完成。

至少在这一问题上，法律上的明确性终于有了保障。

"间接的死亡帮助"

所谓"间接的死亡帮助"背后的伦理结构并非新鲜事物：它源于圣托马斯·阿奎那（1225—1274），被称为"双重效果行动"（拉丁文：*actio duplicis effectus*）。根据这一理论，如果某一行为之目的是好的，那么即便明知有负面的连带结果，这个行为也仍然是可以接受的，只要这些负面结果本身并非有意的行为的目标或实现目标之手段。[①]

几十年来，人们都认为不允许对濒死者使用强效止痛药吗啡和强效镇静剂如苯二氮䓬（如安定），因为这些药物有抑制呼吸的副作用，从而加速死亡的发生。虽然这不符合事实（见下文），但假设事实如此，根据双重效果行动说，这种治疗手段也是被允许的，德国的司法判决对此也予以认可。联邦法院明确判定，如果不存在足以缓解疼痛的其他方法，则允许甚至要求使用缓解疼痛的药物，即使其剂量可能带来意外的副作用，从而加快死亡进程。[②]

这对所有相关人员来说都是好消息，未来可以不用去考虑"间接的死亡帮助"的法律基础问题。安宁疗护研究有非常充分的相关科学数据，这是由奈杰尔·赛克斯（Nigel Sykes）和安德鲁·索恩斯（Andrew Thorns）在 2003 年所作的综述。[③] 两位作者综述了 17 项已发表的

---

① Thomas von Aquin: *Summa Theologiae*. 2,2 q.64 a.7.

② 联邦法院 1996 年 11 月 15 日的判决（卷宗号：3 StR 79/96）原文如下：Eine ärztlich gebotene schmerzlindernde Medikation entsprechend dem erklärten oder mutmaßlichen Patientenwillen wird bei einem Sterbenden nicht dadurch unzulässig, dass sie als unbeabsichtigte, aber in Kauf genommene unvermeidbare Nebenfolge den Todeseintritt beschleunigen kann。

③ Sykes N., Thorns A.: The use of opioids and sedatives at the end of life. *Lancet Oncology* 2003, Bd. 4, S. 312–318.

研究成果，全部研究对象中共包括 3000 多名已故患者。结果再清晰不过：无论就单个人而言，还是所收集的数据整体而言，都没有迹象表明，在某种程度上很大剂量的阿片类药物（如吗啡）或镇静剂（如苯二氮䓬）让患者的生命在临终阶段缩短。一项研究甚至表明，使用符合医学指征的镇静剂，在生命最后阶段甚至有延长生命的效果。

这些数据与我们在安宁疗护实践中的经验相符。可以想象，当一个人无论出于什么原因而备受疼痛折磨时，如果能通过适当的药物治疗来缓解其疼痛，即便无法完全确定，我们也会倾向于相信，患者会因此活得长一点儿而不是短一点儿。这里有一个小个案：

我们的安宁疗护站曾经接收一位重症监护站的患者。医生出于最良好的愿望，在 24 小时内，给这位承受极大疼痛的患者每小时静脉注射吗啡剂量从 0 提高到 48 毫克。读者中的医生会对这个数字感到震惊，因为这相当于每天口服 3.5 克吗啡——非常大的剂量。任何一位法医鉴定专家看到这个剂量都会说：患者会马上死亡。但是，实际情况并非如此。当这位患者被送到我们的病房时，他还能自主呼吸，虽然有点儿慢，但是完全独立。在这里吗啡的用量被减少到原剂量的百分之一，以便患者能够在疼痛得到充分缓解的情况下平静地死去。

这个例子令人印象深刻地表明，吗啡这种药物是非常安全的。对吗啡的恐惧在一定程度上是非理性的，也是毫无道理的——不只医生如此，有时候检察官和法官也如此。如果能够做到正确给药，因妨碍呼吸而带来的致死性的副作用基本上是可以排除的。

在2006年的德国法学家大会上有人提议，应该在法律上规定必要的前提，让那些根据医学技艺而实行的"有缩短生命危险的缓解痛苦的措施"不受惩罚。然而，对于在正确使用药物的实践中几乎没有发生过的情况，是否真有必要制定单独的刑法条文，这一点似乎值得怀疑。诚然，认为"大剂量止痛药是危险的，因此禁止使用"的错误观念在医生中仍然很常见。可以假设，这种无知也会导致生命最终阶段的错误治疗。然而，最能防止生命最后阶段的人为错误的保护措施，不是新增刑法条文，而是在安宁疗护医学领域对所有医生进行更好的教育、培训和继续教育（见第三章）。

新概念

"死亡帮助"这个概念为德国所特有。在其他语言中几乎没有与之相应的概念，英语中没有，在受到认可的学术语言意大利语和法语中也没有。如上所述，这个概念有很多弊端，很容易被误解。因此，很多专家都一直主张，应该废除主动、被动和间接的死亡帮助的概念，用不带感情色彩、在法律上和伦理上都清晰无误的定义来取代它们（详见表格 9.1）。

表 9.1　死亡帮助的替代概念

主动的死亡帮助	应要求致人死亡
被动的死亡帮助	没有启用或者没有持续维持生命的措施（允许死亡；治疗中断）
间接的死亡帮助（如今已经不再使用）	在有缩短生命的危险下允许采用的缓解痛苦的手段

对自我致死的帮助（得到帮助的自杀）[①]

多年来，关于生命终结决定的讨论集中在是否允许维持生命的措施、患者愿望申明生效的前提，以及荷兰有关"安乐死"的立法——这种立法在德国遭到一致反对，在我看来这是完全正确的。最近，得到帮助的自杀（对自我致死的帮助）这一概念更加凸显。长期以来，这种行为被与"应要求而致人死亡"相提并论，尽管两者之间存在着根本区别。在得到帮助的自杀中，当

---

① 在比较新的专业文献中几乎都使用完全中性的概念"自杀"（Suizid）或者"自我致死"（Selbsttö-tung）。含有负面色彩的概念"自我谋杀"（Selbstmords）来自于这一行为需要受到惩罚的时代，那时自杀者不可以依照教会的仪式被安葬。

事人自己致死，例如通过服用致命剂量的药物来达到目的。他或她得到了第三方的支持，第三方为自杀创造条件（例如提供药物），但死者直到最后仍控制着自杀的过程。

美国俄勒冈州自 1997 年起允许医生协助自杀（但不允许应要求致人死亡），基于该州总体上的正面经验，几年来，在德国有多位律师和医生一直呼吁进行类似的立法。[①] 由此而出现的讨论及其结果将会在下面一节中进行讨论。

我们需要医生帮助自杀吗？[②]

安宁疗护病房里有一位年轻患者，由于患有无法治愈的肿瘤而遭受严重的疼痛。这种疼痛在一个星期内得到很好的缓解。患者非常满意，对所有的人表示感谢，回到家里后自杀了。安宁疗护团队大为震惊："为什么他没有跟我们谈？"告知团队这一消息的人是患者的姐姐，她也曾向患者提出同样的问题："为什么你不跟医生们说呢？"让人震撼的回答是："看在上帝的分儿上，医生们对我那

---

① 比如法学家约亨·陶皮茨（Jochen Taupitz），*Der Spiegel* 11/2009, S. 58；或医生米歇尔·德·里德（Michael de Ridder），他的著作题为《我们想要如何死亡》，München: DVA 2010。

② 本节基于作者发表在 2010 年 8 月 3 日《南德意志日报》上的一篇文章，文章的标题为 "无人独自死亡"（Keiner stirbt für sich allein）。

么好，我绝不能把他们置于困难的境地。"

这个个案正好是目前我们讨论的这个问题具代表性的案例。根据 2010 年中期公布的一项针对医生的调查，三分之一的受访医生同意可以实行医生协助的自杀。然而，这一点被联邦医师公会严厉拒绝。2011 年 6 月，德国医生大会（Deutsche Ärztetag）甚至在《医生职业守则范本》中将这一点规定得更为严格，把这一条改得更不会产生歧义，"医生不可以协助自我致死"。这就意味着，医生如果帮助患者自杀的话，会有被吊销执业执照的风险——但是，在 17 个州级医师公会当中，只有 10 个州接受了这一条款，其余的则没有将这一条款写进职业守则当中。如今，基于联邦宪法法院 2020 年 2 月对于协助自杀案例的裁决，《医生职业守则范本》中已经将这句话删除。

德国的自杀者总数自 1980 年代以来一直在稳步下降，现在每年不到一万人。但是，在 1000 例死亡中仍然有 12 例为自杀，其数量要比因为交通事故、艾滋病、毒品以及暴力犯罪致死的死亡人数的总和还要多。绝大多数自杀事件发生在患有抑郁症的人当中。抑郁症被认为是一种潜在的可治愈的基础病，因而抑郁症患者获得自杀帮助的可能性从一开始就被排除了。

针对受助的自杀进行的讨论，集中在另一个患者群体中，即那些患有无法治愈之绝症的患者。在这一问题上，自杀研究者达成了很多共识。面对最为严重的疾病以及有限的存活预期，从精神病学的角度看，自杀者是有完全行为能力的，因而自杀的决定应该得到尊重。媒体也多次报道有严重病程的极端个案，一部分是与关于瑞士的自杀协助报道放在一起，以便在最后提出不无道理的问题：为什么在我们这里不能有这类情况？另一方面则是对于"伦理决堤"的警告，面对卫生健康体系日益讲求经济效益的趋势，这种警告也应该得到严肃对待。

截至 2015 年年底，在德国与在瑞士一样，对有自主行为能力者自杀的帮助是不受惩罚的，与英国、奥地利和意大利不同。这里遵循的是刑法逻辑：由于自杀（自杀尝试）是不受惩罚的，因此帮助自杀也是不受惩罚的。然而，在 2015 年以前，德国医生所做的自杀协助不只在职业上，而且在刑事上都面临法律危险。直到今天，司法判决还是从医生所谓的"保护人义务"（Garantenstellung）出发，要求医生对患者的生命承担特别的责任。其结果是矛盾的：在自杀案例中，医生可以被视为对自杀无须担责；然而，一旦患者失去意识，医生就必须采取挽救生命的措施。否则，医生会因不作为而被控致他人死亡（可能被判至少五年刑期）。这就导致一种情况：医生和同样具有保护人义务的家属如果不想让自己进监狱，就得在自杀者死亡的那一刻让其独处。[①]

另一个极端的案例是一位 57 岁的脑瘤患者的悲伤故事。由于疾病的原因，他虽然已经全身大部分瘫痪，但精神状态还足够好，他能向医生表达缩短生命的愿望。他原本不该将这样的想法说出口，医生马上因为他有自我伤害的危险，不顾他本人的意愿，将他安排到精神病医院。这位重病患者在封闭病房里度过了生命的最后两个星期。

上面描述的例子表明，"保护人义务"的法律框架可能导致多么严重的后果。它导致那些真正愿意与医生讨论自杀愿望并且很可能找到替代方案的患者不去这么做，或者出于害怕被当成精神病患者而被强行收治，或者是出于利他的愿望来保护医生。这些出于合理推测的原因非常令人信服，因为慕尼黑大学安宁疗护研究中心的一项研究表明，重病患者的价值观会向利他方向改变。[②]的

---

① 这方面已经有思想转变的最初信号：慕尼黑第一检察院于 2010 年 7 月 30 日撤销了对一位医生的刑事指控：一位有自主行为能力的亲属自杀了，他陪伴在侧而没有采取挽救生命的措施。撤销指控的理由是："医生的保护人义务因为有自主行为能力的自杀者表述的自我致死意愿而受到限制。"（卷宗号：125 Js 11736 /09）

② Fegg MJ, Wasner M, Neudert C, Borasio GD: Personal values and individualquality of life in palliative care patients. *Journal of Pain and Symptom Management* 2005, Bd. 30, S. 154–159.

确，如果濒临死亡之人不希望成为自己亲近之人的负担，很难就此在伦理上谴责他们。

事实上，在自杀问题上，医生的绝对"保障职责"即便在生物伦理方面颇为保守的圈子里，也不再得到认可。天主教弗赖堡、斯特拉斯堡和巴塞尔教区的主教们共同发布的一份牧信中有这样一段："存在着极其严重的病程以及患者遭受痛苦的状态，面对这些情况，医生在进行谨慎的良心检查之后可以自行做出判断，不应该妨碍患者的自杀尝试。"[①] 医生在患者自杀时可以不予理会。但是，医生也可以帮助他们吗？

在美国俄勒冈州，医生协助自杀自1997年以来一直是合法的。在满足特定条件的情况下，医生可以提供致死的药物。值得注意的是，大约三分之一的患者让医生开具药方，但是并没有实施自杀。似乎对许多人来说更重要的是，他们要感到对自己的人生最后阶段能够控制，他们给自己安排了一种所谓的"死亡保险"。在俄勒冈州，每1000人中只有约4人死于得到医生协助的自杀，这也是由于有极好的安宁疗护。即使是千分之四的死亡者，放在德国，也相当于每年有超过3700人，或者说，每天约10人。在瑞士，自杀协助并不是由医生来实施的，而是由一些其他机构如EXIT或者

---

① Die Herausforderung des Sterbens annehmen. *Gemeinsames Hirtenschreiben der Bischöfe von Freiburg, Straßburg und Basel*, Juni 2006.

DIGNITAS，几乎不受国家的监管。2011 年 6 月，曾经有一项禁止这类机构的立法动议，在苏黎世州，85% 的民众明确地投票反对这一动议。

有一种反对明确地将协助自杀合法化的观点认为，这将对医生－患者关系造成负面的改变，因为人们会在某种程度上把自杀协助当作医疗服务，从而向医生提出要求。不过，科学的数据不支持这一假设。我认为比这一论点更有分量的反对理由是，在今天的德国，医生在患者临终阶段提供合适的安宁疗护式照顾（包括家访、与家属谈话等），要比给患者开一份致死剂量的药物工作量大、更费时间，也更昂贵。这种利益冲突必须得到避免，最好是通过提供普遍的、符合患者要求的住院式和门诊式的安宁疗护服务。在过去几年里，全国范围内建立的"专项门诊式安宁疗护服务"团队（见第三章）已经明显地让情况得到改观，从而也让这一论点的分量变轻了。

但是，加强安宁疗护服务就足以让缩短生命的愿望不复存在吗？毕竟，安宁疗护医生比其他医生更经常地反对得到帮助的自杀，政客以及职业伦理学家们不假思索地回击那些围绕着自由派自杀规则的讨论，呼吁加强安宁疗护医学。这听起来虽然不错，但科学数据和临床经验却清楚地表明：即便有最优化的安宁疗护服务，也有一些人在生命最后阶段会出于可以理解的原因，希望自己来决定死亡的时间点。这些人希望有比卧轨或者绳子更好的替代选择，这也是可以理解的。在高龄者当中，自愿放弃进食、进水是一种常见的自杀方式，其中不为人知的情况很多。[1] 根据美国的研究数据，这种死亡进程很多都是非常和缓的。[2] 然而，死亡进程会持续10—14天，对家属来说这会是非常难受的[3]（采用暴力方式自杀的人当然要多得多）。那么，该怎么办呢？

没有简单的解决方案。将应要求致人死亡合法化，如荷兰、比利时实行的做法，根据现有的数据可以相当干脆地拒绝。尤其是这种做法存在着具体的危险，会被应用到那些根本没有表达出相应意愿的人身上（这类情况在荷兰是有据可查的）。因此，应要求致人死亡在德国现在是，将来也会是受到惩罚的行为，这是正确的。

但是，得到帮助的自杀是不一样的，因为在这种情

---

[1] Boudewijn Chabot und Christian Walther: *Ausweg am Lebensende. Selbstbestimmtes Sterben durch freiwilligen Verzicht auf Essen und Trinken*. München: Reinhardt 2011.

[2] Ganzini L, Goy ER, Miller LL, Harvath TA, Jackson A, Delorit MA: Nurses'experiences with hospice patients who refuse food and fluids to hastendeath. *New England Journal of Medicine* 2003, Bd. 349, S. 359–365.

[3] 自愿放弃进食、进水的自杀需要高质量的安宁疗护陪伴，如夏洛特·弗兰克（Charlotte Frank）在一篇名为《最后的愿望》的文章（2011年5月30日的《南德意志日报》）中令人印象深刻的描述，文章描述了安宁疗护医学家米歇尔·德·里德（Michael de Ridder）陪伴柏林的哲学家克劳斯·科赫（Claus Koch）的人生告别。

况下，患者是从自身出发、用自己的行为来结束生命。2014年8月，包括本书作者在内的学者小组起草了一项法律草案，内容是依照美国俄勒冈州的法律，在严格恪守谨慎原则的前提下，允许医生协助的自杀。[1] 遗憾的是，联邦议会在经过一场在一定程度上并不客观、受意识形态引导的讨论后，于2015年11月通过了一项法律，实际上让医生没有可能进行死亡协助——如果医生们不想让自己同时冒面临多重刑事责任的风险的话。[2]

进一步推动这一讨论的，是联邦行政法院于2017年3月做出的一项判决。在患者"极端困苦状态下"，该判决允许政府机构联邦药物及医疗产品研究所（Bundesinstitut für Arzneimittel und Medizinprodukte，位于波恩）尽到一项责任，让患者能够"获取有可能导致无痛自我致死的麻醉品"。此后，一百多人提出了相应的申请。基于研究所自己委托的法律顾问给出的咨询意见，这些申请没有第一时间得到处理。延斯·施潘（Jens Spahn）担任部长的联邦政府卫生部最终在2018年指示研究所拒绝了全部申请。这完全是以行政命令行事，无视最高层级的司法判决，在政治上和法律上都是非常胆

---

[1] Borasio, G. D., Jox RJ, Taupitz J, Wiesing U: *Selbstbestimmung im Sterben – Fürsorge zum Leben. Ein Gesetzesvorschlag zur Regelung des assistierten Suizids.* Stuttgart: Kohlhammer 2014.

[2] Borasio, G. D.: *Selbst bestimmt sterben – was es bedeutet, was uns daran hindert, wie wir es erreichen können*, dtv Verlag, 2020.

大妄为的做法。

如今，德国有关协助自杀的法律状况已经发生根本性的改变。2020年2月，联邦宪法法院宣布了一项备受瞩目的根本性裁决：2015年新通过的《刑法》第217条违宪且无效。因此，第217条通过前的法律情境暂时恢复，即不（再）禁止协助自杀。然而，在法律上，这个问题仍然存在许多不确定性，特别涉及医生在其中的作用方面。只有符合宪法的新法律才能让这一问题变得明确。这一值得期待的举措，已交由2021年年底开始的新一届政府来面对。

不要忽略这一问题的范围，也许有助于对此进行深入思考。如果从俄勒冈州的数字出发，有4位重病患者愿意实行自主的自杀（这些人如果得不到适当的安宁疗护服务，的确会非常遭罪），而另外996位濒临死亡者则没有做出这种选择。996人中的12人同样死于自杀，但那是由于潜在的可以治愈的精神疾病。对于另外984人而言，自杀并非选项，他们只是希望有医学上以及人道意义上的高质量死亡陪伴。

我们应该关心这4位有自杀愿望的罹患极重病的患者，这无疑是正确的，因为每一个人的命运都重要。但是，如果我们想寻找一个普遍性的解决方案，那么也就必须考虑到这一解决方案对于那12位由于精神疾病而自杀的人有哪些后果，对于其余的984位濒临死亡的人、对整个社会这意味着什么。我们也必须承认，应该贯穿始终地、明确地将更多力量放在预防无自主行为能力者的自杀上，相应给出更多的时间、精力和资源，为处于生命最后阶段的人提供最优化的安宁疗护和临终关怀服务。那时我们就会有一个不一样的社会，可能也会让讨论变得更为简单。

第十章　安宁疗护医学与临终关怀工作：神话与真实

现代安宁疗护医学和临终关怀运动都源于西西里·桑德斯（Cicely Saunders）夫人（图10.1）那伟大的开创性工作。在德国，这两个领域在很大程度上是彼此独立发展的，这绝非没有问题。在这一章里，我要阐明安宁疗护医学和临终关怀工作之间的关系，描述新学科安宁疗护医学在我们这个高度浮躁、有强烈经济驱动的卫生健康体系中面临的困难。

安宁疗护医学和临终关怀工作

历史渊源

"临终关怀"一词来源于英语的hospice（来自拉丁文的 *hospitium*，安身处），是由西西里·桑德斯夫人开

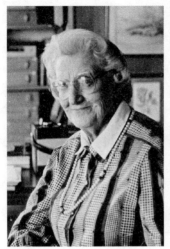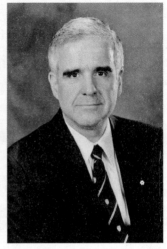

图 10.1　西西里·桑德斯夫人（1918—2005）和
鲍尔弗·蒙特博士（1939—　）

始使用的（见第四章第一节）。她于 1967 年在伦敦开设
了全球第一家现代安宁疗护住院机构——圣克里斯托弗
临终关怀院（St. Christopher's Hospice），把对患者的照
护称为"临终关怀医学"（hospice medicine）。

　　"安宁疗护医学"和"安宁疗护照料"是由加拿大
蒙特利尔的医生鲍尔弗·蒙特（Balfour Mount）博士开
始使用的。（图 10.1）蒙特博士于 1975 年在皇家维多利
亚急诊医院成立了第一个现代的安宁疗护站。"安宁疗护
医学"（palliative medicine，详见下文）这一概念的新发
展，其原因在于蒙特利尔作为加拿大魁北克省的首府所

具有的特殊性。魁北克省的官方语言是法语，而法语中
hospice 一词已有其他含义（指的是收留那些精神错乱的
高龄老人的护理院），因此蒙特需要为西西里·桑德斯夫
人的 hospice medicine 找到另一个说法。蒙特博士决定用
palliative 这个词（来自拉丁语的 *pallium*，罩衣），其法
语和英语的写法分别是 *soins palliatifs* 和 palliative care
以及 *médicine palliative* 和 palliative medicine。

在德国的发展

1985 年，德国的第一个临终关怀协会——克里斯
托弗临终关怀协会（Christophorus Hospiz Verein）——
在慕尼黑成立。在此之前两年，由于海因茨·皮赫尔迈
尔（Heinz Pichlmaier）教授的开创性工作，第一个安宁
疗护站在科隆大学成立了。在经历了起步之初的困难后，
临终关怀机构和安宁疗护机构都在快速增加。从一开始，
作为德国特色的"临终关怀领域"（Hospizlandschaft）
和"安宁疗护领域"（Palliativszene）的区分就已经存
在。这种区分主要是因为这两类活动有不同的资助来
源：临终关怀活动主要借助于募捐和志愿者工作，安宁
疗护主要由医疗保险公司来资助。基于此，安宁疗护医
学和临终关怀事业的发展有时并行，经常携手，偶尔竞
争。下面的表格列出了若干个标志，当然我承认这未免
有简单化和夸张的倾向：

	自我感知	指责对方
临终关怀工作	志愿行为，纯利他动机，离患者及其家庭更近，有政治影响	对志愿者工作抱持傲慢态度，不够重视，专注于身体症状
安宁疗护医学	专业性，有科学基础，机构化程度高，财源广大，有政治影响	不具备专业性，对所有"医生的做法"不信任，对研究结果持负面态度，有"当好人"的情结

公众对这两个领域的看法是完全不同的。尽管有66%的人能够基本正确地理解"临终关怀"（Hospiz）这一概念，可是还有大约25%的人根本不知道"安宁疗护"（Palliativ）这个概念，在71%听说过这个词的人当中，只有一半的人能够正确地给这个词归类。[①] 这方面也需要更多的普及工作。

近年来在德国出现的发展趋势，甚至让那些内部人士也感到困惑不解。比如，"德国临终关怀基金会"（Deutsche Stiftung Hospiz），由于这个名字听起来不错，还有若干著名人物为其站台，它得到了高额捐助，但基金会也承认多年来并没有真正地资助临终关怀活动——这导致基金会名称的合法性受到质疑，最终导致该基金会在2012年决定改名为"德国患者保护基金会"（Deutsche Stiftung Patientenschutz）。所有的临终

---

① 数据来源是德国临终关怀及安宁疗护协会于2012年和2017年德国大选研究组做的抽样调查，见 www.dhpv.de。

关怀机构的官方代表"联邦临终关怀工作共同体"则改名为"德国临终关怀及安宁疗护协会"（Deutscher Hospiz und Palliativverband），这让安宁疗护医学的代表者"德国安宁疗护医学协会"（Deutsche Gesellschaft für Palliativmedizin）并不是很高兴。

这一新情况的背景是争夺政府为扩建死亡陪伴服务而批准的资金支持：单单是"专项门诊式安宁疗护服务"（SAPV，见第三章），全德国每年就有 5.25 亿欧元（2018 年的数据）。此外还有为数不少的民间捐款。为了这一目的，一个安宁疗护专业群体在 2010 年成立了"德国安宁疗护基金会"，这又催生了"德国临终关怀及安宁疗护协会"，后者在 2011 年迅速成立了"德国临终关怀及安宁疗护基金会"。这些复杂的情况真是让人无法一一历数……

这样的发展趋势是令人遗憾的，因为它们导致无法最大限度地达成安宁疗护医学和临终关怀工作之间应有的协同效应，有时候也会由于非常严重的摩擦而造成损失。如果仔细去看就会发现，安宁疗护和临终关怀之间的共同之处要远远超过其差异。归根结底，它们是一个硬币的两面，一方离开另一方就根本没有存在的理由。如今，有一个能涵盖两个领域内全部活动的大概念，采用了英语的表达 Palliative Care，这已经被人们接受。这个概念是无法翻译成德语的（有时候会采用比较适合官僚机构管理的表述 Palliativversorgung）。英语中 care 一词，含有照护（Fürsorge）因素，这个重要的特征不仅安宁疗护医学和临终关怀工作应该具备，整个卫生健康体系也应全面考虑。

道德拔高的危险

如果看媒体报道，人们有时候可能会留下这样的印象：在安宁疗护和临终关怀领域，都是一些无私、乐于奉献、不计个人得失的人，他们愉悦地投入身心为那些临终者提供服务。好消息是，这类人的确存在，尤其是在那些志愿做临终关怀工作助手的人当中。坏消息是：嫉妒、猜忌、傲慢、霸凌、阴谋、无所顾忌的权斗以及类似的情形，在安宁疗护以及临终关怀这个领域和在其他职场一样存在。这没什么可吃惊的，因为这里的工作人员也像其他地方一样，都是普通人。有时候可以看到一种趋势，人们把从事安宁疗护和临终关怀工作当成一种"道德上特别高尚的行为"，等同于带着神圣的光环。这个领域的一些人并不认为这有什么不应该。但是，这是非常危险的：被抬举到"道德高地"上的人，经常会重重地摔落下来，这样的例子不胜枚举。

在接下来的若干年里，临终关怀和安宁疗护工作面临的最大挑战可能是：要接受必不可少的职业化和制度化过程，不放弃开拓时期的理想，同时在自身工作和存在中融入清醒的理性，以及不带情感冲动的自我认知。这是临终关怀工作和安宁疗护医学重要的共同任务。在理想的情况下，安宁疗护医学作为一种积极的"特洛伊木马"，长期看来能够成功地将临终关怀运动的目标带进整个医学界，让现代医学变得更接近患者、多职业取向、易沟通、带反思。这不会是容易的事，因为这有来自医疗体系方面非常大的阻力（见第三章以及后面的章节）。但是，至少共同努力这一点，我们可以尝试去做到。

为安宁疗护医学获得认可的斗争

长期以来，安宁疗护医学在德国的医院，尤其是大学医院体系中被当成学术性不强的软学科——不外乎拉着临终之人的手，给他们打一些吗啡。可以想见，这个学科的先驱者们在 20 世纪 80 年代和 90 年代有多么困难。首个突破在 1999 年，波恩大学设立了安宁疗护医学教授讲席。但是，美中不足之处是，这是用药企资金设立的基金会教授讲席。第二个讲席六年后才在亚琛设立，资金也来自一家与药企关系密切的基金会。是什么驱动药企来支持安宁疗护医学呢？如果仔细考察进入 21 世纪以来安宁疗护医学的发展，就很容易给出答案了。

麻醉学或肿瘤学？

在整个德国（以及在其他欧洲国家，如意大利或奥地利等），多年来一直存在着控制安宁疗护医学的争夺战，公众对此却几乎毫无察觉。但是，这其中潜藏着巨大的危险，不仅将危及这个专业领域的未来，而且也将危及对重病患者以及濒临死亡者的照护。两只"斗鸡"——各自都认为自己有资格控制安宁疗护医学——是两个有势力的专业：麻醉学和肿瘤学。前者提出自己的要求时，强调疼痛治疗在安宁疗护医学中的核心角色；后者则强调，在安宁疗护机构中癌症患者占据多数。

这两种说法其实都经不起实际情况的检验，虽然在德国的安宁疗护站和临终关怀站，的确有90%以上的患者是癌症患者——这主要是出于历史原因，但是，只有四分之一人口死于癌症。对其他患有无法治愈的心脏、肺、肝、肾疾病者（这里只列举几个例子）来说，安宁疗护服务的状况令人感到遗憾，全球范围内都如此。患有神经系统疾病的重病患者以及年长的失智症患者也同样得不到很好的安宁疗护服务，而这些人构成了未来最大的濒死者群体。安宁疗护医学和临终关怀工作也要扩展到这些患者群体，这是未来若干年内最重要的任务。[①]如果安宁疗护站

---

① 为了应对人口发展给安宁疗护服务带来的挑战，瑞士洛桑大学在2016年设立了全球第一个老年安宁疗护医学的教授讲席。

只设立在肿瘤学机构里，当然就无法完成任务。

麻醉学提出要求的立足点在于，将安宁疗护医学与疼痛治疗等同起来。的确，在公共场合以及媒体中，"安宁疗护医学"（Palliativmedizin）这一概念经常被回避，被转写为"缓和医学"（lindernder Medizin）或者等同于"给临终者的疼痛治疗"（Schmerztherapie für Sterbende）。正如我们在第四章中看到的那样，安宁疗护医学远非疼痛治疗而已。在安宁疗护站中的专业工作，大体上一半是医学-医疗类照护，另一半是心理-社会和精神方面的陪伴。在纯粹的医学症状控制方面，疼痛治疗又只占三分之一左右。其余的三分之二涉及的是内科和神经心理学的症状（见第四章第二节和图10.2）。总的算起来，疼痛治疗只占了安宁疗护服务中的六分之一。没有"计算"在内的，还有在心理-社会照护中的护理工作的核心作用。因此，任何将安宁疗护医学与疼痛治疗等同起来的企图，都可以说是远远脱离实际情况的。

然而，在2012年年初还有过一次尝试，将刚刚进入医学正规专业的安宁疗护医学，尚未实施的新版《医生行医条例》中转为"安宁疗护及疼痛医学"。这是两个从根本上不同、只有很少的交叉之处的学科。这种改变会极大地妨碍人们了解安宁疗护医学中多职业性、超越纯粹医学的那些方面。这种情况很快为医学院的大学生们认识到（见第三章），他们公开表达要将安宁疗护医学作为一个独立的专业。在当事群体付出很大的努力之后，对安宁疗护医学的新一轮攻击于 2012 年 5 月才在联邦参议院被阻止。

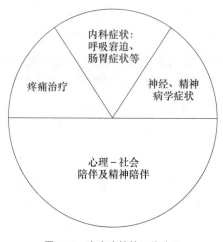

图 10.2　安宁疗护的工作分工

德国安宁疗护教授讲席的发展

要想理解为什么安宁疗护医学的发展在德国的大学医院内遇到阻碍，我们就得了解大学里有两类教授：讲席教授，一般来说是一个独立诊疗站或部门的负责人；普通教授，不承担负责人的职能，隶属于讲席教授。在医学史上，每一个新学科在其成为独立学科之初，都得与那些已经坐稳位置的学科以及与之连在一起的权力结构抗争，并且要胜出。比如，在一百年前，柏林夏里特大学医院的新学科，儿科医学的讲席教授不能和其他讲席教授们共进午餐；慕尼黑的第一位安宁疗护医学讲席教授不可以自己挑选医学雇员，而是由麻醉医学和肿瘤医学院系分派。

安宁疗护医学的发展也是这样的，在最初的四个教授讲席之后，德国设立的安宁疗护医学教授的职位基本都不具有独立性、大多设在肿瘤医学或者麻醉医学教授讲席之下，尽管这些教授职位的资助方——德国癌症援助组织（Deutsche Krebshilfe）——明确要求，由他们资助的教授要具有自主权。就支持安宁疗护医学而言，没有哪个机构比德国癌症援助组织的贡献更大，其负责人非常清醒地看到："我们必须认识到，将尚且年轻的'安宁疗护医学'融入大学系统有多么困难。遗憾的是，我们不得不确认，大学一如既往地不愿意给安宁疗护医学以迫切需要的自主权和独立性。"①

谁会从中受益？

为什么根深叶茂的大学科会如此竭尽全力地去掌控像安宁疗护医学这样的"小"学科？为什么德国安宁疗护医学协会在第一届主席之后，一直都是麻醉学家在协会担任领导职务？要理解那些看似非理性的发展，追问

① Gerd Nettekoven: Stiftungslehrstühle für Palliativmedizin – ein Förderprogramm der Deutschen Krebshilfe. *Bundes-Hospiz-Anzeiger* 2010, Ausgabe 33, S. 7.

一下这种发展对谁有利，就会恍然大悟。值得注意的是，将安宁疗护与疼痛治疗等同起来——这主要是由麻醉学方面来推动的——明显地有利于药业。药企的销售额不是靠精神陪伴，而是靠止痛药。为了避免误会，这里需要申明的是：制药企业有权利将资金投入有益于营利的方面。另外的一个问题是，医生和大学作为患者利益与自由科学研究的守护者，应该有怎样的行为。

未来的危险和希望

德国安宁疗护医学面临的一桩大危险是，它被迫重新并入旧有的医疗体系，这会令这一专业领域最重要的创新——向其他职业群体和学科开放，尤其是医学之外（如人文科学和社会科学）的学科——前功尽弃。另一方面，来自公众、政界的对安宁疗护医学的认可度依然非常高，照顾重病患者以及临终者的家庭医生，近年来也对这一学科愈发感兴趣。这是非常鼓舞人的，因为与安宁疗护医学交叉面最大的学科不是麻醉学，也不是肿瘤学，而是全科医学。从根本上说，安宁疗护医学无非是面向生命最后阶段的高度专业化的全科医学。毋庸讳言的是，德国大学里的全科医学也像安宁疗护学一样处境困难，尽管它在整个卫生健康体系中有着不容置疑的意义。

安宁疗护医学与心身医学的关联也令人感到振奋，医学中的这两个学科从整体角度出发看待身体－精神统

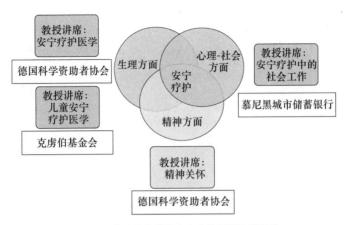

图 10.3　慕尼黑大学的安宁疗护医学跨学科的
教授席位网络（及各自的赞助方）

一体的倾向最强烈。这种学科联手，迄今只在慕尼黑工业大学（TU München）中实现了。2006 年至 2011 年，慕尼黑大学尽管面临非常大的阻力，还是成功地设立了一个支持教授职位网络的基金会，使不同学科联手了（图 10.3）。这个网络在学术上映射出世界卫生组织所下的安宁疗护医学的定义（涵盖在生命最后阶段的生理、心理－社会和精神问题，见第四章），这在全世界首屈一指。[①] 虽然如今看来，这个网络前途未卜。无论下一步如何，它得以问世这一事实本身，已经让我们有理由对未来充满谨慎的希望。

---

① Borasio, G. D.: Translating the WHO Definition of Palliative Care into Scientific Practice. *Palliative and Supportive Care* 2011, Bd. 9, S. 1–2.

第十一章　向死而生：安宁疗护医学的礼物

从事安宁疗护医学的人经常会被问到，他们要接触这么多痛苦和死亡，如何能受得了这一职业。这一问题经常也包含着对从业者的同情，人们觉得这会是让人非常难受的工作。可实际上的情况正好相反：安宁疗护和死亡陪伴工作是一份大礼物。我们的心理治疗专家马丁·费格博士和他的团队进行的研究表明，在安宁疗护病房和产科病房工作的护理人员，他们的生活质量没有差别，尽管后者被认为是医学中最为舒适的工作领域。[①]

如果有人问我这个问题，我首先会提到安宁疗护医生这一职业在社交场合中的巨大好处：以前在社交场合，

① L'hoste S., Hauke G., Borasio G. D., Fegg MJ: Subjective well-being, meaning in life and personal values in health care professionals workingin palliative care vs. maternity wards. *European Journal of Palliative Care* 2007, Bd. 14, Supplement 1, S. S115.

我如实说出来自己是神经学家，接下来马上就会有这样的询问："哦，神经学家，这很好，也许您能帮助我，我好几年来一直有很厉害的偏头痛，我太太深受坐骨神经痛之苦……"不过，当我说自己是"安宁疗护医生"时，多数人首先会问这到底是什么，然后非常快地换了话题——我的整个晚上就得救了。

如果更严肃一点来谈这个问题，人们对这一职业的从业者带有同情心，自然也有其道理。健康本源学（心理学研究的一个新分支，研究哪些因素能促进人的健康）的研究表明，同样的因素对某些人来说是大负担，而对另外一些人来说则会是大收获，这取决于当事人此前的经验以及所持的态度。对死亡的考虑也属于这类因素，不只是在职业范围内。我们该如何与死亡打交道，以便让负担减小，让正面效果产生的机会最大化？

首先，有意识地面对生活中仅有的两件确定之事，这对我们会有帮助。第一点，我们都会死亡；第二点，我们不知道何时死亡。至于应该如何处理这两个无可争议的确定性，早在约公元 49 年，罗马哲学家塞涅卡就讨论了这一问题，其中的一篇题为"论生命的短暂"（De brevitate vitae）。他在其中写道：

　　如果人们能够看到还能活多少年，正如能看到多少年已经逝去那样，每个人都会恐惧地看到自己来日无多，他们会精心地对待这些年月。人们会把余生划分成特定的时间段，不管有多么短。对于那些不知何时终结的事物，人们原本应该加倍细心地去呵护才是。

意识到自身的终结性，这是一份大礼物，这存在于所有的安宁疗护和临终关怀工作中。这份工作的决定性优势是，我们有不可多得的机会，可以从处在生命尽头的患者那里认识生活。当然，这涉及的不仅是医生，还有参与其中的每一个人：护士、志愿者、社会工作者、治疗师或牧师。彼得·弗罗尔（Peter Frör）牧师曾经是慕尼黑大学医院的新教牧师团队的负责人，他作过一场标题为"你死了，而我活着？——在生命的边界学会生活"的演讲。他在演讲中引用了一首阿拉伯语诗歌："活着时，人们都在睡着。只有死时，他们才醒来。""那些让自己醒来的临终者们，把我们带进另一个世界，那里有着不一样的清醒，与我们平时所知道的不一样。"他接着说："我明白了时间的紧迫性。没有太多的时间了。现在的事、现在可能的事以及现在正在发生的事，它们所具有的价值也因此变得更加重要。"

我在第五章写过的那位做冥想的 ALS 患者 M 先生，在这方面他是我最重要的老师。他让我看到，正如罗耀拉的圣依纳爵（hl. Ignatius von Loyola）在他的《精神演练》中所言，"我们不应该让自己对健康的渴望超过对疾病的渴望"，因为我们无法知道什么对我们更好，什么更能帮助我们抵达生活的目标。对我来说，这也是做到视角转换的一种关键经历，我们作为健康的医生或者护理人员，不应该居高临下地同情那些"可怜、衰老、病痛缠身的患者"。我们不知道，实际上是不是情况正好反过来，我们才是那值得同情的人——我们更需要患者的帮助，甚于患者需要我们的帮助。

安宁疗护医学的创始人兼医生、护士、社会工作者，英国的西西里·桑德斯夫人（见第四章第一节和第十章）说过："知道一个人生活过，如今必须死掉，这不是最糟糕的；最糟糕的是，一个人没有生活过，但现在必须死掉。"类似的观点，但带着更加悲观主义色彩的表述，出自哲学家叔本华："大多数人，当他们在生命尽头回望时会发现，他们终其一生都在临时状态中生活；他们会吃惊地看到，他们如此毫不在意地任其流逝的正是他们的生活，而他们却在对这生活的期待中度过了一生。因此，人的一生通常就是，为希望所愚弄而舞进死亡的怀抱。"①

我们怎么能肯定，临终者是生活的好老师呢？这只是个人的经验吗？有意思的是，如今有很好的研究数据表明，重病患者以及临终之人比健康人更知道生活中到底什么才重要。这主要来自于对患者和健康者生活质

---

① Arthur Schopenhauer: *Parerga und Paralipomena. Kleine philosophische Schriften II*. Berlin: Suhrkamp 1986.

量的研究，采用了"资料源自患者的方法"。在这一方法中，调查者会询问患者本人哪些生活领域对于他们的生活质量而言最为重要。他们可以自由选择，完全没有任何限定。我们把这种方法应用到预期生命还有两年的ALS患者身上。其结果是，对这些患者的生活质量来说，两个最重要的领域是健康和家庭——这并不太令人吃惊。更为吃惊的是这一事实，100%的受访者都选择了家庭，但是只有53%的人选择了健康。那些没有提到健康这一选项的人，生活质量更好。

采用这种方法，我们也可以通过一种颇为复杂的手段，来衡量答案的可靠性和有效性。这一调查在许多患者群体和健康人群中进行，其中答案的可靠性和有效性最高的，是安宁疗护患者以及ALS患者。有证据表明，这些重病患者比健康人更清楚地知道自己生活中的优先选项是什么。可以推测，他们是在面临死亡时学会了去生活——他们必须如此。近些年的许多研究也都表明，患者自身定义的生活质量与生理机能的能力无关。①

第四章第四节中提到的马丁·费格关于病人生活质量的研究数据，也与这一发现相吻合。前者的数据显示，临终者会明显地转向利他主义。这样做的"奖赏"是，尽

---

① Neudert C, Wasner M, Borasio GD: Individual quality of life is notcorrelated with health-related quality of life or physical function in patients with amyotrophic lateral sclerosis. *Journal of Palliative Medicine*2004, Bd. 7, S. 551–557.

管重病在身以及生命有限，但他们的生活质量更高。在这里我们可以注意到：面对死亡时，人们认识到什么才真正重要。这些问题就摆在我们面前：在死亡来到之前，我们能做什么，我们要让这一认知为自己提供什么。

在谈及这些问题时，一位智者建议说：我们要允许奇迹来到自己身上。大大小小的奇迹，我们每时每刻都能遇到。关于奇迹，我想讲一个我们的儿童安宁疗护病房里发生的故事。

这是一位 14 岁男孩的故事。他叫亚沙，有先天性心脏疾病，做过多次大手术。他生活中的大部分时间都是在医院里度过的。如今他又面临着一个大手术，能在手术及其后果中存活下来的机会被认定为三分之一（一般来说，医生们在做这类预测时都倾向于更乐观）。父母受到来自心脏外科手术专家的压力，他们无论如何要允许进行手术，否则他们会被剥夺监护权。父亲和母亲对此有分歧并感到绝望。当我们被请来进行咨询时，情况似乎已经没有斡旋的余地。只有一件事情还没有做，至此还没有人去问问孩子自己的愿望。因为先天性疾病，亚沙长得个子矮小，像 10 岁左右的孩子，这更让人觉得应该保护他，出于最良好的意愿而让他远离这些讨论。正因为身患重疾，而且一直得面对可能的死亡，他像许多重病儿童一样非常早熟。他确实是一个小奇迹。我请亚沙来到我们小组，向

他讲述了按照医生的估计情形会是如何，也就是说，2:1
对他不利，问他自己的愿望如何。结果我们发现，亚沙关
于自己的情况已经知道得非常多，让在场的人都感到意外
（如今我已经知道，来到安宁疗护站的孩子们，不管是作
为患者还是家属，他们所知道的情况，实际上总会远远超
出成年人以为他们会知道的，这种情况具有普遍性）。亚
沙用平静而有力的方式讲到，他一开始是反对这个手术
的，因为他经历了很多痛苦。但是最近几天，他和姐姐长
时间地讨论了此事（也没有人知道），为了姐姐和父母，
他决定同意做手术。

我不知道，奇迹的发生是不是与这次谈话有关，与
他的决定是出于真正的自愿有关。实际发生的情况是，
亚沙做了手术，还战胜了全部并发症。他今天还活着，
在完成手术几年后，在家里，他的状况很好。

与生活中大大小小的奇迹相遇，这并不是安宁疗护
和临终关怀工作者独有的福利。只是在这一领域里，奇
迹有时候会格外显眼一些。此外，我们始终被明确无误
地提醒，要意识到我们自己的终结。这并不总令人愉快，
但大有益处，这让我们更加放松地看待生活中大大小小
的困扰和不快——因为自身的人性弱点，或者因为我们
眼中他人的人性弱点，我们让这些困扰和不快留下痕迹
并忍受它们。如果我们的运气特别好，便会以那些临终

者为榜样，将我们的优先事项做些改变，让我们的生活质量明显提高，让我们主观感受到的生活意义增强。对此，我们除了每天心怀感激以外，别无所求。

结语

随着安宁疗护医学领域的发展，现代医学在多个方面已经开始转换视角：从以器官为中心、技术官僚式的医学，转向以人为取向、整体主义的医学，主动将心理-社会以及精神领域纳入患者照护当中。对于所有在安宁疗护领域从事工作的人来说，这些做法都不构成问题，但在实践中则遇到很多抵抗。这些抵抗一方面来自于"经典的"医学体系，它从根本上质疑医学需要在临床上和学术上去关注心理-社会陪伴或者精神性问题；另一方面，护理员、社会工作者、心理学家和精神陪伴人也感觉到某种不舒服，因为他们必须告别原有的工作方式，即放弃那些在各自"祖传的"领域中独力承担的阐释权和行动权。

然而，这正好给所有参与者提供了巨大的机会，即有可能在承认所有其他专业的特殊性（以及必要的限制）这一条件下，参与富有成果的交流，总是以人的忧虑、需求和资源为导向——这些接受我们服务的人，在身患重疾的情况下把自己托付给我们。在理想的情况下，这种交流会导致视域融合，让团队有可能为这些服务对象找到恰如其分的陪伴形式。心理－社会和精神维度代表了附加的价值，这是 Cure（治疗）和 Care（照护）之间的差异。

R 先生，一位 55 岁的 ALS 患者，跟我们以及他的妻子谈了两个小时他的患者愿望申明。他的疾病已经很严重，几乎无法说话了，呼吸也明显受阻。他拒绝做气管切开术，他感觉到死亡即将降临，并希望到时给他用吗啡。在谈话结束时，我问他是否还有什么问题。然后，出乎意料地听到他问："医生，我什么时候还能再次恢复健康呢？"过了一小会儿，我才能够回答他："今天的医学无法根治您的疾病，也无法中止病程。但是，如果您能认识到，您作为人最重要的能力，您的个性、您的感觉、您的智力、您的记忆、您去爱和被爱的能力，无论是现在还是在未来都没有因为疾病而受到限制，那么您已经向治愈迈出了最重要的一步。"R 先生满意地微笑着说："那么我现在就被治愈了，医生先生。"几天之后，他在自己家里、在睡眠中宁静地死去。

永生的希望——至少在地球上——是不可能实现的。但是，在得到良好的照护中，让生命带着尊严终结，对越来越多的人来说，可以成为现实。这需要所有人的共同协作：专业人员和志愿者、不同职业群体的人、家属和患者。果真如此，就有了实现这一目标的前提。诗人

勒内－马利亚·里尔克曾经以他无与伦比的诗句描述这
一目标：

> 主啊，请赐给每个人他自己的死亡。
> 从他那有过爱、意义和困苦的
> 生活中走出来的死亡。①

① Rainer Maria Rilke: *Das Stundenbuch. Das Buch von der Armut und dem Tode*.
Frankfurt a. M.: Insel 1972.